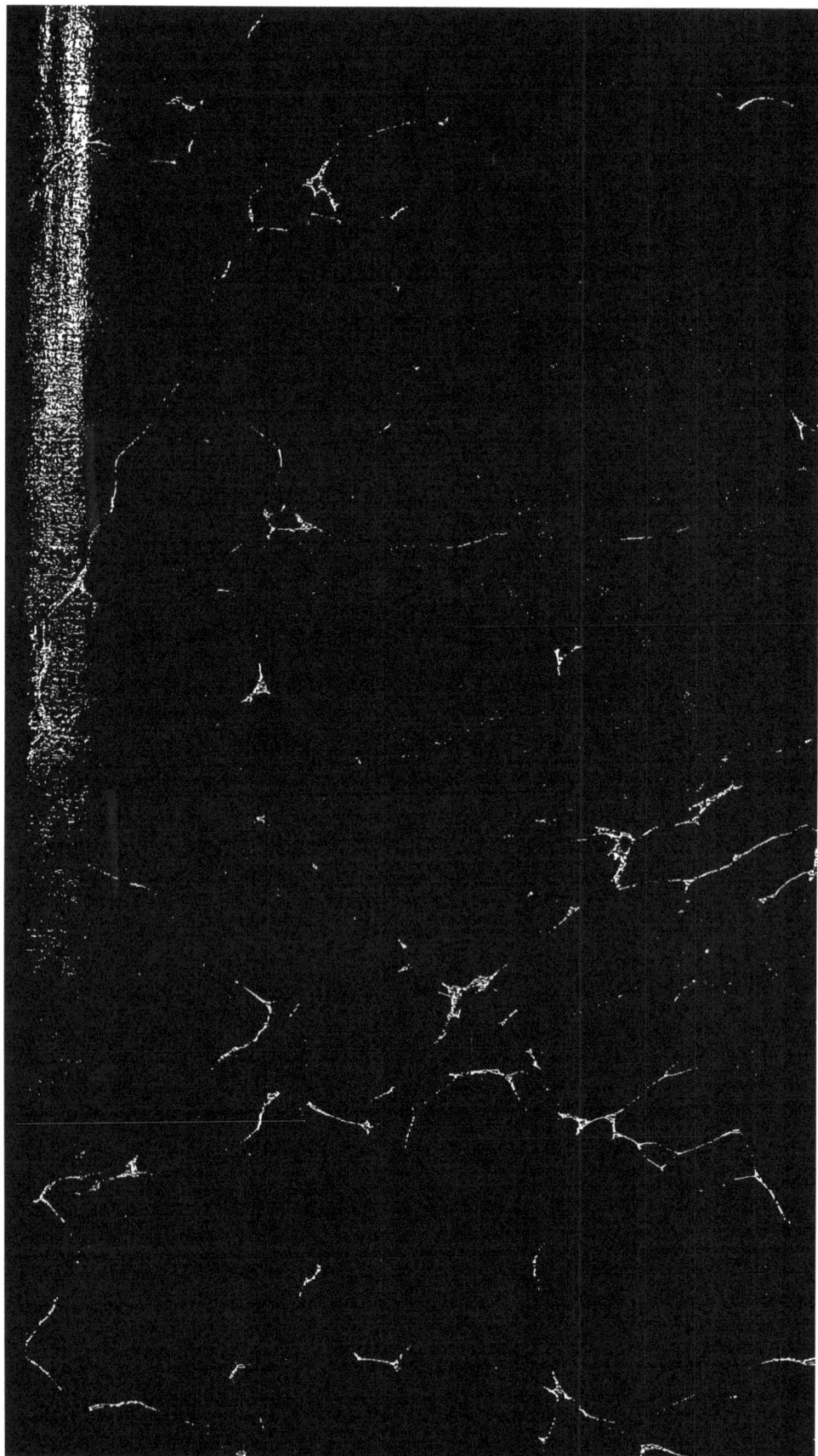

$T\ddot{d}\,^{5}_{93}$

MÉMOIRES

ET

OBSERVATIONS

DE

MÉDECINE ET DE CHIRURGIE;

PAR M. DUCASSE FILS,

Docteur en chirurgie de la faculté de médecine de Paris, professeur adjoint à l'ecole royale de médecine de Toulouse, membre de l'académie royale des sciences, inscriptions et belles lettres de la même ville, secrétaire général de la société de médecine de Toulouse, membre de la société médicale d'émulation de Paris, de celle de médecine de Marseille, etc.

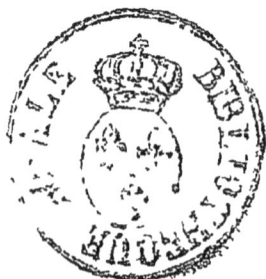

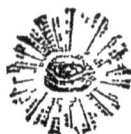

TOULOUSE,

F. Vieusseux, Imprimeur-Libraire, rue S.t-Rome, n.° 46.

————

1821.

AVERTISSEMENT.

En publiant cet ouvrage, je n'ai pas eu la prétention de reculer les bornes de l'art, ni d'étonner mes lecteurs par le récit de ces opérations hardies qui compromettent à la fois l'intérêt de la science et celui de l'humanité. J'ai voulu seulement être utile. Si des faits attentivement médités, si des observations recueillies avec soin, sont une présomption favorable, j'ose me flatter d'avoir atteint mon but; j'ai dit ce que j'ai vu. A la vérité, j'ai très-peu insisté sur la partie dogmatique de la chirurgie. J'ai surtout entièrement négligé les classifications des maladies dont la vogue fut si répandue il y a quelques années : non pas que je les croie inutiles; elles peuvent au contraire faciliter les premiers pas de l'élève dans la carrière, mais bien parce qu'au milieu d'elles il m'a été impossible de fixer mon choix et de donner ma préférence. Chaque écrivain a voulu avoir la sienne; tous en ont exclusivement vanté les avantages, et il est si facile pourtant d'en démontrer les imperfections ou les vices, que peut-être, entraîné par l'autorité récente d'un grand exemple, je m'arrêterais à la simplicité primitive du Pentateuque. Quoiqu'il en soit, j'ai peu cité dans cet écrit; j'ai été très-avare d'érudition. Je n'ai pas voulu grossir inutilement ce volume, et j'ai pensé que la meilleure manière de rendre hommage à nos grands maîtres, c'est de faire au lit des malades une sage application de leur doctrine et de leurs principes.

MÉMOIRE

SUR CETTE QUESTION :

LA SUCCION DOIT ELLE ÊTRE MISE EN USAGE DANS L'ENGORGEMENT DES MAMELLES QUI SURVIENT PENDANT LA LACTATION ?

L E mode suivant lequel s'opère la sécrétion du lait est un des points de la physiologie sur lequel les opinions ne sont pas encore fixées. Les uns regardent cette sécrétion comme absolument conforme à la sécrétion des autres fluides et obéissant aux mêmes lois ; d'autres considèrent les vaisseaux lymphatiques comme en étant les principaux organes , et apportant les matériaux qui servent à l'établir ; d'autres enfin pensent que ce fluide doit tout à la fois sa naissance à l'augmentation d'énergie vitale, qui a lieu simultanément dans le système lymphatique et dans le système sanguin des mamelles. Quelle que soit d'ailleurs, parmi ces opinions différentes, celle que confirme la marche de la nature , leur examen devient entièrement étranger à la solution de la question que je me suis proposée : question très-importante , que j'ai long-temps méditée, et qu'une foule d'observations attentivement recueillies m'ont donné le droit de résoudre. La maladie qui en fait le sujet , est une des plus fréquentes que nous offre la pratique ; son traitement doit donc être établi sur des principes solides : je vais exposer ceux qui m'ont constamment dirigé.

Pendant tout le temps de la grossesse, les mamelles participent sympathiquement à l'irritation dont l'utérus est le siége. Le tissu spongieux qui les compose, se gonfle, se raréfie, acquiert plus de volume et de sensibilité. La glande, qui en forme la partie principale, s'érige à son tour sur elle-même, et semble se préparer d'avance à la fonction importante qu'elle est chargée de remplir. Cependant les mouvemens sécrétoires n'y sont pas encore bien prononcés, et, malgré la grande quantité de vaisseaux qui les arrosent, ces organes ne réagissent pas sur les matériaux qu'ils leur apportent, et laissent transsuder à peine à travers le mamelon quelques gouttes limpides d'un fluide qui n'est pas encore du *lait*. Mais lorsque l'accouchement est terminé , lorsque la fièvre laiteuse se manifeste , les mamelles ne sont plus détournées de leur travail, par l'irritation plus forte qui siégeait dans l'utérus , et réagissent puissamment sur les fluides qui y abordent de toutes parts. La glande exécute alors des fonctions qui lui étaient étrangères ; un fluide nouveau s'ajoute à ceux qui existaient déjà dans l'économie ; le lait

s'échappe des vaisseaux trop pleins qui le renferment , et la femme devient capable dè
nourrir son enfant. Mais par combien de souffrances n'achète-t-elle pas quelquefois le plaisir
de lui donner une seconde vie !

Pour résoudre d'une manière convenable la
question que je me suis proposée , il faut distinguer avec beaucoup de soin deux espèces
d'engorgemens des mamelles, qui peuvent également survenir pendant la lactation. L'une
quelquefois générale, plus souvent locale, sans
rougeur, sans tension, et qu'on appelle *engorgement indolent des mamelles* ; l'autre, au
contraire , bornée d'abord à une partie , s'em-
parant ensuite de tout le corps de la mamelle ,
et qu'accompagnent tous les symptômes d'une
inflammation bien prononcée.

La première espèce est rarement à craindre, quand elle est traitée dès le principe.
Produite le plus souvent par l'atonie et la faiblesse de l'organe dont les vaisseaux trop pleins
se laissent facilement engorger , elle n'exige
que des moyens de rendre à ces parties la force
d'action et de ressort qu'elles ont perdue , et
qui leur est indispensable pour se débarrasser des liquides qui les engouent. Parmi ces
divers moyens , les applications chaudes et aro-
matiques , les frictions douces , sèches ou am-

monacales, doivent être mises en usage. Mais aucun n'est aussi efficace que la succion. La titillation immédiate et vitale produite par le mouvement des lèvres de l'enfant, et par la pression de ses petites mains sur le corps mammaire, obtiennent le plus souvent l'effet que l'on désire, et parviennent à redonner à la mamelle sa souplesse et son élasticité. Les purgatifs salins, fréquemment réitérés, produisent les mêmes résultats, lorsque la femme n'a plus d'enfant à nourrir.

Mais si l'allaitement convient dans cette circonstance; si les praticiens l'ont alors justement recommandé; si les mouvemens de succion sont si utiles, pour ne pas dire indispensables dans cette première espèce d'engorgement, il n'en est pas de même dans la seconde ; et cependant on voit tous les jours, dans la pratique, des médecins qui, pendant que la mamelle est le siége d'une violente inflammation, conseillent encore l'allaitement, et forcent même les femmes à présenter plus souvent le sein à leurs enfans : étrange abus que l'on fait des meilleures choses, et qui provient, la plupart du temps, du peu de soin que l'on met à discerner les cas les uns des autres ! Pour sentir combien cette pratique est vicieuse, examinons d'abord quel est l'état de la mamelle enflammée, et voyons ensuite quels sont les effets de la succion.

L'inflammation des mamelles, comme celle de toutes les parties du corps, suppose une augmentation ou exaltation des propriétés vitales, dans le tissu qui en est affecté. Plus les organes sont sensibles dans l'état naturel, plus aussi cet accroissement y est remarquable dans l'état maladif ; et, sous ce rapport, aucun organe ne le présentera plus amplement développé que les mamelles. La succion que l'on exerce sur elles, bien loin de les diminuer, ne fera au contraire qu'en augmenter l'intensité. Pendant cette fonction, la mamelle est irritée, non-seulement par les attouchemens de l'enfant, mais encore par l'érection vitale qui s'établit dans tout l'organe : les fluides ont donc plus de tendance à y aborder alors ; la sécrétion laiteuse s'y fait d'une manière plus active, comme on voit la glande parotide fournir une plus grande quantité de salive pendant la mastication, et le foie sécréter plus de bile pendant la digestion duodénale. Irriter l'organe, y appeler plus de fluides, déterminer ainsi dans son tissu une excitation physique et vitale, et le préparer à un travail plus énergique, tels sont les effets de la succion ; effets sans doute bien opposés à ceux que l'on veut obtenir dans le traitement de l'inflammation en général, et dans celui des mamelles en particulier.

Non-seulement l'allaitement a pour inconvénient d'augmenter les souffrances de la mère, d'accroître les symptômes inflammatoires, en s'opposant à la résolution, et de donner à l'enfant une mauvaise nourriture, mais encore on n'en obtient presque jamais les avantages que l'on croyait y trouver ; savoir : le dégorgement du tissu de la mamelle, par l'évacuation que l'on procure. Le repos seul convient aux organes enflammés ; lui seul prévient la suppuration quand on peut la prévenir, ou du moins diminue sa quantité, quand il est impossible d'empêcher sa formation : et je suis persuadé que si les collections de pus sont fréquentes et aussi considérables dans les inflammations mammaires, on doit en rapporter la principale cause à la méthode vicieuse qu'on met en usage pour les combattre. Servons-nous un instant de l'analogie, et voyons combien cette opinion s'en trouvera fortifiée. Est-ce dans les inflammations bien établies du foie, des reins, etc., qu'un médecin prudent administre les remèdes cholagogues ou diurétiques ? L'expérience ne lui a-t-elle pas appris mille fois à suspendre entièrement ces préparations qui seraient alors incendiaires ; et si cela était en son pouvoir,

n'arrêterait-il pas plutôt dans ces organes toute
espèce de sécrétion ? Pourquoi donc se comporter différemment dans la phlogose de la
glande sécrétoire des mamelles , ou du tissu
cellulaire, qui l'enveloppe ? La succion, de l'enfant accroît en effet et entretient la sécrétion
du lait , comme les diurétiques provoquent et
rendent plus abondante la sécrétion des urines : si vous éloignez ces derniers dans la néphrite , il faut également éloigner la succion
dans l'inflammation mammaire. En vain on
craindrait les engorgemens secondaires, les en-
durcissemens squirrheux consécutifs produits
par le séjour du lait : cette crainte est pué-
rile , et repose entièrement sur les idées extrêmement fausses que les auteurs avaient relativement à la formation du lait dans les mamelles. Ce fluide, en effet , n'y existe pas entièrement formé; ces organes n'en contiennent
que les matériaux : il faut que ceux-ci traver-
sent la glande , et y éprouvent une élaboration
particulière. Or, n'est-il pas de la dernière
évidence, que si vous continuez l'allaitement,
vous augmentez l'abord de ces matériaux lac-
tifères , celui des liquides qui s'y trouvent atti-
rés par la succion et par la souffrance, et que,
par-là, vous rendrez plus active une inflammation que vous vouliez anéantir ?

On pense encore assez généralement que le pus qui s'amasse quelquefois en si grande abondance dans les mamelles, est entièrement formé par le lait dont l'évacuation n'a pu se faire. Cette opinion est évidemment fausse, car rien n'est plus rare que les épanchemens laiteux dans les mamelles ; et l'histoire de la chirurgie peut à peine en fournir un exemple, que *Ritcher* a consigné dans le quatrième volume de ses *Élémens*. Le liquide qui s'y rencontre est toujours du pus véritable, semblable à celui qui se forme dans le tissu cellulaire en général, et produit par un travail dont les lois nous échappent encore : c'est, en un mot, la terminaison d'une inflammation violente.

En suspendant au contraire l'allaitement, on suspend aussi les douleurs atroces auxquelles la malade est en proie, et qui la privent du sommeil; on éloigne de l'enfant une nourriture toujours malfaisante, véritable poison, que son jeune estomac supporte avec peine, et qu'il rejette souvent au milieu des cris excités par des coliques douloureuses et convulsives. Ne sait-on pas qu'un organe enflammé ne produit plus qu'une sécrétion imparfaite et dénaturée? L'urine, la bile, éprouvent des changemens remarquables dans la phlogose des organes qui les fournissent ; et quel est d'ailleurs le mé-

decin assez étranger à l'art d'observer, pour ne
pas s'être assuré par lui-même des changemens
que subit le lait pendant l'inflammation des
mamelles ?

Je regarde donc comme absolument indispensable le repos de l'organe et la cessation
de l'allaitement dès le principe de l'inflammation. Le sein du côté opposé suppléera aux
fonctions de la mamelle malade, et fournira
une plus grande quantité de lait; car c'est le
propre des organes symétriques de se remplacer mutuellement dans leurs fonctions. La
somme de vitalité qui était auparavant départie
sur deux organes, semble, comme l'observe
Bichat, se concentrer tout entière sur celui
qui est dans l'état naturel : comme on voit,
après l'amputation d'un membre, le membre
correspondant augmenter de force et d'énergie.
Enfin l'observation, bien mieux encore que le
raisonnement, prouve qu'une seule mamelle
peut fournir une assez grande quantité de lait
pour la nutrition; et combien de femmes ne
voyons-nous pas tous les jours nourrir leurs
enfans d'un côté seulement !

Mais en même temps que je fais suspendre
l'allaitement dans la mamelle enflammée, et
que je combats les symptômes inflammatoires
avec les remèdes généraux et locaux qu'offre la

thérapeutique, je tâche d'appeler avec lenteur, sur le sein opposé, toute l'érection vitale nécessaire à la production d'une quantité de lait plus considérable. Je fais approcher souvent l'enfant du mamelon; j'applique sur l'organe des corps légers et chauds, la flanelle ou le coton, par exemple; je le maintiens constamment dans un bain de chaleur, et par-là j'évite, ou les inconvéniens qui pourraient résulter de l'abord précipité d'une trop grande quantité de matière lactifère, ou la cessation de la sécrétion dans cet organe, par l'irritation trop violente qui existe dans l'organe opposé. Enfin, si la malade veut suspendre l'allaitement, ce qui est quelquefois le parti le plus sage, alors la diète et le repos absolu, la position horizontale, les lavemens, et, au bout de quelques jours, les purgatifs légers et salins, parviennent ordinairement au but que l'on se propose (1).

Je dois blâmer ici la conduite inconsidérée de certaines femmes qui, fatiguées de voir le lait se sécréter encore et transsuder à travers le mamelon, exercent fréquemment des pressions sur la mamelle pour la dégorger. Ces

---

(1) Je n'ai pas cru devoir m'arrêter long-temps sur les détails du traitement local que je mets en usage; ce n'est pas l'objet de ce mémoire.

attouchemens réitérés sont susceptibles de produire plus de mal encore que la succion ; car
non-seulement ils déterminent une sécrétion
plus grande de lait, mais même ils occasion-
nent des engorgemens dans ces organes, dont
le tissu en est douloureusement meurtri, et
qui ne cessent que quand on les suspend. Enfin, malgré le traitement le plus méthodique,
malgré les soins les plus attentifs, l'inflammation des mamelles se termine quelquefois par
la suppuration ou par l'induration ; et alors
commencent deux maladies nouvelles, dont
l'histoire ne doit pas m'occuper dans ce moment.

Je pourrais rapporter ici des observations
nombreuses à l'appui des préceptes que je viens
d'indiquer ; mais ce serait grossir inutilement
ce mémoire, dans lequel je me contenterai de
citer la suivante.

Une femme âgée de 30 ans, éprouva, trois
mois après ses couches, une douleur violente
dans la mamelle droite. Cette douleur s'accompagna bientôt de tension, de rougeur, dont
les progrès étaient à chaque instant plus sensibles. Environnée cependant par des voisines
officieuses, qui ne cessaient de lui représenter
les avantages de la succion, et les dangers du
séjour du lait, si elle venait à la suspendre,

la malade continuait, malgré les plus horribles souffrances, à allaiter son enfant. Trois semaines se passèrent ainsi sans obtenir aucun résultat avantageux. La mamelle avait trois fois son volume ordinaire ; la peau, rouge et tendue, surtout vers le mamelon, ne laissait qu'un faible espoir d'une résolution complète ; mais j'étais assuré du moins de diminuer la quantité de pus, si toutefois je n'empêchais pas son entière formation. J'ordonnai donc à la malade, dont la confiance en moi était sans bornes, de cesser l'allaitement du côté affecté, et d'observer avec rigueur toutes les précautions que j'ai détaillées plus haut. Il m'est impossible de peindre l'étonnement dans lequel tombèrent les femmes qui l'entouraient, et qui étaient bien loin de partager mon avis ; car, il faut le dire, nous avons souvent à lutter contre leur opinion, sans pouvoir nous flatter de la vaincre. La malade suivit aveuglément les conseils que je lui donnais, avec cette hardiesse qu'inspire la certitude de réussir. Les douleurs se calmèrent le jour même ; la rougeur diminua sensiblement ; et cette mamelle, si douloureusement irritée, et qui semblait menacée d'une suppuration énorme, reprit, au bout de dix jours, par la plus heureuse résolution, sa forme et son volume naturel. C'est alors que je fis de nouveau teter l'enfant de ce côté. La sécrétion laiteuse s'est rétablie peu à peu entièrement; et la femme a pu remplir les devoirs de mère, sans éprouver les accidens qui paraissaient inévitables.

OBSERVATION

D'UNE NÉCROSE DU TIBIA DROIT,

AVEC FORMATION D'UN NOUVEL OS.

DEUX opinions partagent aujourd'hui les médecins touchant la formation du séquestre, dans cette affection des os longs que l'on nomme nécrose. Les uns, guidés par les expériences de *Troja*, pensent que, dans cette maladie, toute l'épaisseur de l'os est frappée de mort; qu'il se forme un os nouveau, par l'épanchement du suc osseux dans les lames du périoste, et que le séquestre est entièrement contenu dans le canal de cette production accidentelle. D'autres, au contraire, appuyés sur les raisonnemens de M. *l'Éveillé* et du professeur *Richerand*, rejettent cette ossification, comme peu conforme aux lois naturelles; considèrent le séquestre comme produit seulement par la mort des lames osseuses qui correspondent à la membrane médullaire, et prétendent qu'alors il n'est contenu que dans les lames extérieures qui, ayant résisté et jouissant encore de la

vie, lui servent de prison, et donnent à tout
le membre la figure irrégulière qu'on lui con_
naît, par le gonflement dont elles sont deve-
nues le siége.

Cette différence de sentimens sur un point
que l'expérience seule doit résoudre, et dont
aucun, je crois, considéré d'une manière exclusive, ne peut être adopté, tient sans doute
à la variété des ressources que la nature se
ménage, et qu'elle emploie tour-à-tour pour
obtenir les mêmes résultats. Dans cette maladie, en effet, assez commune pour qu'un médecin exercé en ait vu quelques exemples dans
sa pratique, tantôt le séquestre est renfermé
dans le périoste saturé, pour ainsi dire, de
phosphate calcaire, et tantôt, au contraire,
formé seulement par les lames les plus intérieures de l'os, il s'isole des lames extérieures qui
le contiennent, et devient un véritable corps
étranger au milieu de l'os dont il faisait naguè-
res partie. La forme du séquestre, l'épaisseur
de ses parois, l'état de sa surface extérieure,
doivent être soigneusement considérés, lors-
u'on veut se prononcer sur cette question
importante. Toutes les fois, en effet, que l'os
nécrosé est presque aussi volumineux que l'os
naturel ; qu'il est contenu dans un membre
très-irrégulièrement conformé ; qu'il offre une

surface lisse, polie, sur laquelle il est possible
de distinguer les caractères anatomiques qui
lui appartiennent, on peut certifier que la nécrose a été complète ; que toute l'épaisseur de
l'os en a été affectée ; et que la dureté et la
solidité du membre dépendent entièrement de
l'ossification du périoste. Cette ossification n'a
rien qui doive nous étonner aujourd'hui : ne
sait-on pas que tous nos tissus peuvent également la présenter ? Les membranes , les vaisseaux , les ligamens etc. en sont fréquemment
le siége ; et lorsqu'on réfléchit à la tendance
que le système fibreux , en général, a à s'en-
durcir, peut-on raisonnablement proscrire l'en-
durcissement du périoste, et sa conversion en
un os véritable lors de la formation d'un séquestre. Mais si des phénomènes contraires
ont lieu, si la portion osseuse nécrosée est
sensiblement plus mince , si la surface est
inégale et pleine de rugosités , nul doute alors
qu'il n'y ait que les lames les plus intérieures
qui le constituent ; que l'os primitif existe
encore dans ses lames extérieures, et qu'il s'est
fait alors seulement une simple exfoliation, de
la moitié interne de l'épaisseur de l'os. C'est
vraisemblablement pour n'avoir pas assez réfléchi sur ces deux circonstances, que beaucoup
de praticiens ont adopté une opinion extrême,

et ont pensé que la nature suivait toujours la même marche dans une semblable opération. Je n'oublierai jamais d'avoir assisté, il y a environ douze ans, dans l'hospice *Saint-Jacques* de Toulouse, à l'extraction d'un séquestre, opérée par *M. Vivès* sur un tibia nécrosé depuis long-temps. La portion de l'os qui fut retirée par une ouverture que présentait l'ossification nouvelle du périoste, était presque dans l'état naturel. A l'abri du contact de la matière purulente, sa surface n'avait éprouvé aucune altération sensible : on y distinguait parfaitement bien les faces, les bords saillans, et jusqu'au conduit nourricier qu'elle offre dans l'état physiologique : seulement sa consistance était plus sèche et, si j'ose le dire, plus amaigrie, par là privation des sucs qui depuis long-temps n'arrosaient plus son tissu. L'observation dont je vais bientôt donner les détails, confirme encore l'opinion de *Troja* et de *David*. Ici, comme dans la destruction artificielle de la membrane médullaire, toute l'épaisseur de l'os a été détruite ; le périoste s'est ensuite ossifié, et si la nature n'a pas suivi la marche ordinaire dans des cas semblables ; si la partie antérieure de la jambe n'a pas dû sa solidité à l'ossification de la membrane fibreuse ; enfin, si le séquestre extrait de l'os nouvellement formé, n'offre pas une surface parfaitement lisse dans tous ses points, cela peut tenir à ce que la nature a été troublée dans sa marche par des pansemens peu méthodiques.

Pauline Roche, âgée de seize ans, n'étant pas encore nubile, fut atteinte, il y a un an, d'un gonflement inflammatoire à la partie inférieure de la jambe droite, sans aucune cause connue. Cette tumeur fit des progrès ; elle s'abcéda d'elle-même, s'ouvrit par une très-petite ouverture, et laissa s'écouler une grande quantité de matière purulente. Tels sont les renseignemens imparfaits et les seuls que j'ai pu me procurer sur l'origine et le développement de cette maladie. J'appris aussi pourtant qu'on avait souvent appliqué sur toute l'étendue de la jambe l'acide nitrique, dans la vue disait-on, de *manger* les chairs, et de faciliter la chute de l'os mis à découvert. Les accidens allaient cependant toujours en augmentant d'intensité ; le dépérissement de la malade croissait de jour en jour ; déjà même on parlait de pratiquer l'amputation de la cuisse, lorsque les parens, justement alarmés, se décidèrent à abandonner leur village, et à venir chercher des secours à Toulouse. La malade fut confiée à mes soins. Sa situation était vraiment déplorable ; tourmentée depuis long-temps par une fièvre lente, le tableau de ses souffrances venait se peindre sur sa physionomie; la peau était sèche et brûlante, le pou's petit et précipité, la faiblesse extrême, l'amaigrissement excessif, le sommeil nul, l'appétit avait cessé; un peu de diarrhée commençait même à paraître; et le danger de tous ces accidens s'aggravait encore par l'examen de la jambe affectée. Qu'on se figure, en effet, ce membre entièrement déformé, ayant dans toute son étendue un volume double du naturel, couvert d'une éruption dartreuse, et ouvert, dans les trois quarts moyens de sa longueur, par un ulcère hideux, dont les bords durs et renversés augmentaient encore la surface; les chairs, irritées depuis long-temps, ayant pris déjà cet aspect particulier qui pouvait faire craindre la dégénérescence carcinomateuse; le tibia entièrement nécrosé, dénudé au milieu de cette large plaie, tenant encore inférieurement aux malléoles où correspondaient trois ouvertures fistuleuses, rempli de pus dans toute la longueur de son canal, était recouvert en divers points par des concrétions osseuses secondaires dont j'ai recueilli quelques parcelles, et laissait exhaler une odeur fétide, que l'odorat exercé du praticien ne pouvait pas méconnaître, et qui, aux accidens déjà mentionnés, ajoutait encore l'inconvénient d'une puanteur horrible.

Il était aisé sans doute de prévoir les dangers que courait la malade, et de reconnaître surtout l'insuffisance, ou, pour mieux dire, la mauvaise direction du traitement mis en usage. La véritable cause des accidens qui s'étaient manifestés après l'ouverture de l'abcès, était évidemment la résorption de la matière purulente, que favorisait encore son séjour longtemps prolongé : le tibia nécrosé s'opposait à son écoulement facile, et, par sa présence, augmentait encore l'irritation qui lui donnait naissance. Je saisis cette indication, et mes premiers soins furent dirigés alors vers l'extraction du séquestre que la destruction des nouvelles portions de l'os, au moyen de l'acide nitrique, avait entièrement mis à nu. Chaque jour j'ébranlais fortement sa partie inférieure, pour la détacher des malléoles auxquelles elle tenait encore; et ces tentatives, répétées pendant cinq jours avec beaucoup de douleurs, déterminèrent enfin l'entière séparation de l'os. Je le retirai avec des pinces très-fortes, et cette extraction ayant été accompagnée d'un saignement assez considérable, je ne poussai pas plus loin mes recherches, et je me contentai de bourrer de charpie la cavité qu'elle avait· produite. Le lendemain la malade, qui, depuis trois mois, n'avait pas fermé l'œil, reposa pendant quelques heures. Je levai l'appareil; la charpie céda sans violence; les ouvertures fistuleuses avaient rendu peu de pus, et le séjour de cette matière était beaucoup diminué. Je recommandai le repos absolu du membre; car le nouvel os qui s'était formé n'existait que dans la partie postérieure; toute la face antérieure de la jambe était vide, et par conséquent incapable de supporter le poids du corps. Je pensai que si les accidens généraux se dissipaient, et si la nature pouvait faire les frais de la guérison, à mesure que la plaie diminuerait d'étendue, la consolidation s'opérerait également, et que la malade pourrait, malgré cette énorme déperdition de substance osseuse, marcher sur cette extrémité. Mes conjectures se sont parfaitement réalisées. Dès les premier jours, il fut aisé de s'apercevoir des changemens qu'avait produits l'extraction de l'os ; le pus n'avait plus de séjour ; pompé, d'une part, au moyen de la charpie dont la plaie était mollement remplie, sortant de l'autre par les ouvertures fistuleuses dont nous avons parlé, il était impossible que sa résorption pût avoir lieu. Alors on vit cesser tous les accidens ; la fièvre lente disparut ; le sommeil et l'appétit revinrent; la figure perdit cette couleur particulière et cet aspect tiré qui la caractérisaient; un léger vermillon colora insensiblement les joues que les traits de la mort avaient si long-temps défigurées; et la plaie , traitée comme une plaie simple , suivit insensiblement la marche de cette espèce de solution de continuité. Cependant les portions supérieure et inférieure du tibia, restantes, offraient de temps en temps quelques esquilles. J'avais soin de les extraire aussitôt qu'elles se détachaient; et, cautérisant quelquefois les chairs pour les maintenir dans le degré de vie convenable à la formation d'une bonne cicatrice, je parvins, au bout de trois mois, à l'obtenir tout entière; à délivrer la malade des dangers qui l'avaient menacée, et à conserver l'usage d'un membre dont l'amputation avait été jugée nécessaire.

A mesure que la cicatrice se formait, j'étais frappé du degré de dureté et de résistance qu'elle présentait; on eût dit qu'elle se pénétrait de phosphate calcaire, et que les parties sous-jacentes à la peau en étaient en quelque sorte remplies. La forme du membre est bien loin , sans doute, d'être aussi parfaite que dans l'état naturel : aussi volumineux en haut qu'en bas, où les malléoles sont même un peu tuméfiées , privé, dans les trois quarts moyens de son étendue, de son tibia primitif, il ne doit sa solidité qu'à la formation d'un nouvel os; formation toujours très-irrégulière, et que la pratique vicieuse, employée d'abord, a rendue plus irrégulière encore. Mais cette difformité peut-elle être mise en balance avec les avantages qui sont résultés de la conservation du membre? La malade se sert déjà de cette extrémité; elle se soutient librement sur ses deux jambes; elle n'y éprouve aucune douleur; et, par mon conseil, elle est allée prendre les eaux de *Bagnères de Luchon*, afin de redonner à l'articulation tibio-tarsienne la souplesse qu'un an de repos lui avait fait perdre, et fortifier la peau de la jambe, que tant de souffrances avaient altérée.

OBSERVATION

SUR UNE HYDROPISIE AIGUE

DES VENTRICULES DU CERVEAU.

Les trois grandes cavités du corps, la tête,
la poitrine et l'abdomen, présentent ce caractère général, que les organes qu'elles renferment sont continuellement lubréfiés par une
espèce de rosée lymphatique, dont la source se
trouve dans une membrane séreuse qui les
recouvre sans les contenir dans son intérieur.
Destinée à faciliter les mouvemens de ces organes et à prévenir les inflammations fréquentes
que les frottemens réitérés qu'ils éprouvent ne
manqueraient pas de produire, cette vapeur
apportée sans cesse par les bouches exhalantes
doit être résorbée à mesure qu'elle est fournie, et rentrer ainsi dans les routes de la circulation dont elle avait été un instant isolée.
Ce rapport exact entre les organes chargés
d'apporter et d'exporter ce fluide, ce juste
équilibre entre l'activité des premiers et l'énergie des seconds entretient d'une part la souplesse des viscères, si importante aux fonctions qu'ils sont chargés de remplir, et prévient ainsi de l'autre les accidens qui auraient
nécessairement résulté du défaut ou de l'abon-

dance de cette sécrétion. Mais dès que l'harmonie cesse d'exister, dès que l'exhalation l'em-
porte sur l'inhalation, soit par un accroissement
d'énergie des vaisseaux exhalans, soit par une
faiblesse des vaisseaux absorbans, alors la sérosité qui d'abord n'humectait les organes que
sous la forme d'une rosée, se réunit en goutte-
lettes, se rassemble à la partie la plus déclive
de la cavité qui la contient, et augmentant
chaque jour de quantité, donne naissance à
cette maladie que l'on connaît génériquement
sous le nom d'*hydropisie*.

Cette augmentation, souvent très-rapide, de
la sérosité, doit nécessairement apporter quelque changement, soit dans la conformation de
l'organe sur lequel le fluide aqueux exerce sa
pression, en s'opposant au libre mécanisme de
ses fonctions, soit sur les parois elles-mêmes
de la cavité; et les dangers qui en résultent
doivent toujours être en raison de l'importance
et de la délicatesse de ce même organe et de
l'extensibilité des tissus qui le recouvrent. Peu
dangereuse sous ces deux rapports dans la cavité abdominale, dont les parois sont extrêmement extensibles et les organes d'un ordre
secondaire dans l'échelle de la vitalité, l'hydropisie le devient davantage lorsqu'elle a son
siège dans la poitrine, et elle est presque toujours mortelle en peu de temps lorsqu'elle af-

fecte le cerveau. D'une part la sensibilité, la
délicatesse de structure de l'encéphale, et l'importance des fonctions qu'il exécute; de l'autre
le siège de l'épanchement et la résistance in-
surmontable des parois qui renferment cet organe précieux, et en assignent invinciblement
les limites; tout concourt à donner aux épanchemens qui s'y opèrent le caractère fatal de
la mortalité. Jamais l'expérience n'a secondé davantage le raisonnement de son autorité infail-
lible; jamais le médecin n'eut peut-être une
aussi triste conviction.

Si le crâne conservait toujours les caractères
qui lui sont assignés, lorsque l'enfant est encore renfermé dans le sein de sa mère; si des
espaces membraneux et extensibles séparaient
toujours les portions osseuses qui le constituent,
sans doute alors ses parois, étant susceptibles
de céder et de s'étendre, obéiraient avec lenteur à la pression que le liquide exerce, et
diminueraient au moins la violente rapidité des
accidens qui menacent d'une mort prochaine.
Le cerveau moins fortement comprimé n'éprou-
verait pas cet ébranlement, cette commotion profonde qui, en dérangeant sa structure, portent
le trouble dans les fonctions dont il est le mobile et le régulateur, et pourrait encore pendant long-temps être le siège des sensations

primitives , et commander en quelque sorte aux organes soumis à l'empire de la volonté.

L'exemple des fœtus hydrocéphales qui viennent au monde avec une tête extraordinairement volumineuse et parviennent même à un âge assez avancé, ne laisse aucun doute à cet égard. Mais dans l'état ordinaire, lorsque la tête a reçu son complément d'ossification, lorsque les fontanelles ont disparu, les fluides qui s'accumulent dans les ventricules du cerveau, ne pouvant distendre insensiblement cet organe dont le volume est exactement déterminé par l'étendue de la boëte osseuse , doivent nécessairement réagir avec une force plus considérable encore, et exercer sur lui une violence extrême. C'est alors que se développe avec une effrayante rapidité cette série de symptômes funestes, et d'autant plus affligeans, que le médecin, triste spectateur d'une scène plus triste encore, voit chaque jour la mort s'avancer à grands pas , sans pouvoir en retarder le terme. Telle est cette cruelle maladie que les auteurs ont nommé fièvre cérébrale , hydropisie aiguë des ventricules du cerveau, fièvre hydrocéphalique des enfans, etc. , quoiqu'il ne soit pas sans exemple que cette affection ait été observée sur d'autres individus que sur des enfans.

On n'est point encore d'accord sur la nature de cette fièvre; les uns la font principalement consister dans l'existence de l'épanchement séreux, qu'ils regardent comme sa cause essentielle; les autres admettent d'abord une irritation cérébrale, soit nerveuse, soit inflammatoire, à la suite de laquelle l'épanchement s'est formé, et ne considèrent celui-ci que comme purement secondaire. Les affections cérébrales sont si obscures, le voile qui les dérobe à nos yeux est si épais, que, sans crainte d'erreur, on n'ose pas émettre son sentiment. S'il me fallait cependant prononcer, s'il me fallait choisir entre ces deux opinions, j'adopterais la seconde de préférence, et je n'hésiterais pas à regarder l'épanchement séreux, que du reste on ne rencontre pas toujours à l'ouverture du cadavre, comme succédant à une irritation première. Mais cet épanchement, quoique véritablement l'effet d'une maladie primitive, devient lui-même une cause puissante qui entretient les symptômes et en aggrave l'intensité. C'est ainsi que l'hydrothorax succédant à une affection organique du cœur rend à son tour, plus considérables, ces dyspnées suffocantes qui caractérisent la maladie qui lui a donné naissance. L'analogie d'ailleurs nous fournirait une foule d'exemples qui se retracent à chaque instant sous nos yeux, et l'on sait combien sont rares les hydropisies essentielles. En vain alors en-leverait-on la cause de l'épanchement : l'effet existe, rien ne peut empêcher une issue funeste.

Ce n'est pas cependant que j'attache une grande importance à l'opinion que je viens d'é-tablir. Toutes les fois en effet qu'une idée ne peut pas apporter un changement salutaire, une modification utile dans le traitement d'une maladie, je la regarde comme absolument nulle et digne absolument de remplir les feuillets d'un ouvrage qu'on ne lit plus. Considérons en effet, avec Luwig, la collection séreuse comme la cause essentielle des symptômes qui se ma-nifestent (1); ou bien admettons avec le plus grand nombre que cette collection n'est que l'effet de la maladie et le produit d'une irrita-tion primitivement existante ; dans l'un et l'autre cas, ne faudra-t-il pas avoir recours aux mêmes remèdes! Ne faudra-t-il pas toujours insister sur les applications vésicantes, sur les préparations purgatives, soit que l'on ait en vue d'évacuer les liquides épanchés, soit que l'on se propose

---

(1) *Jam etsi non negem obscuritatem aliquam hic superesse, quæ ulterioribus forté observationibus removebitur , tamen febrem symptoma potiùs effusionis aquæ, ac irritationis indè ortæ , quàm causam esse puto.*

de détruire la direction vicieuse de la nature
et d'appeler au dehors l'irritation qui tend à se
concentrer dans le cerveau. J'excepte pourtant
de cette loi les auteurs qui, doués d'une rare
perspicacité, et distinguant très-nettement dans
leurs écrits plusieurs périodes à cette maladie,
prétendent que la première est toujours inflammatoire, et consiste dans la phlogose de la
membrane arachnoïdienne. Les saignées locales
et générales, les boissons tempérantes et rafraî-
chissantes, tous les remèdes, en un mot, tirés
de la classe nombreuse des antiphlogistiques,
doivent, comme on le pense bien, mériter,
suivant eux, la préférence; et les applications
irritantes faites à cette époque sur le cuir chevelu, bien loin de diminuer les symptômes inflammatoires, ne faisaient au contraire que les
augmenter. Mais ces médecins, quels que soient
d'ailleurs les égards que mérite leur juste célé-
brité, ne me paraissent pas avoir saisi le vrai
caractère de la maladie, et semblent l'avoir
confondue avec l'*arachnoïditis*, dont la nature
est bien différente, et qui n'attaque presque jamais la première enfance. La nature des symptômes, leur marche, le caractère physique
du liquide qu'on trouve à l'ouverture du cadavre, établissent entre ces deux maladies une
différence notable, et celle qui nous occupe

consistera, si l'on veut, dans une irritation primitive du cerveau; mais, certes, cette irritation n'est pas selon moi inflammatoire.

Telle est l'idée que je me suis formée de
cette maladie, dont on ne trouve pas peut-être
un exemple bien constaté de guérison. J'ai cru
en reconnaître tous les symptômes dans le petit malade qui va faire le sujet de l'observation
suivante; je la publie avec d'autant plus d'empressement que sa lecture pourra inspirer un
peu moins de confiance dans l'administration
d'un remède dont les Anglais ont fait dans ce
cas la première application, et qu'on a sans
doute trop vanté en le regardant comme spé-
cifique : je veux parler des frictions mercurielles.

Le traitement de cette grave maladie n'a pas
été seulement confié à mes faibles lumières;
M. Dubord, médecin distingué de Toulouse,
et mon père ont donné à ce malheureux enfant
les soins les plus assidus, et ce n'est qu'après
avoir mûrement réfléchi tous les trois sur les
vertus des médicamens, que nous en venions à
leur administration, en les modifiant toutefois
suivant l'exigence des symptômes dont je vais
tracer l'histoire.

Léopold L....., âgé de six ans, d'une constitution lymphatique, d'une intelligence précoce,

n'a jamais éprouvé aucune maladie remarquable,
sans cependant jouir de la santé la plus floris-
sante; sa naissance, très-orageuse, fut près de
coûter la vie à sa mère à la suite d'accidens
épileptiques qui nécessitèrent l'emploi du for-
ceps, et l'enfant ayant éprouvé au passage une
forte contusion sur la partie supérieure et postérieure de la tête, ne guérit quelque temps
après que par l'exfoliation d'une portion de l'os
occipital. Cependant aucun accident ne suivit
cette séparation osseuse, et la plaie, après
avoir fourni pendant quelques jours un peu de
suppuration, se cicatrisa parfaitement. Dans le
mois de février 1809, Léopold éprouva une
diarrhée qui dura quinze jours, et laissa après
elle un amaigrissement considérable, sans altérer cependant d'une manière sensible les traits
de la physionomie. Cette diarrhée céda à l'u-
sage des remèdes ordinaires, et quelques jours
après Léopold, d'un caractère opiniâtre et bi-
sárre, se plaignit de douleurs de tête et d'un
mal-aise si considérable, qu'il pouvait à peine
garder pendant quelques minutes la même position. D'abord vagues et générales, ces douleurs furent plus exactement déterminées le 1.er
mars, et rapportées principalement à la région
occipitale, un peu au-dessous de l'endroit où
avait eu lieu l'exfoliation. Une infusion d'ipe-

cacuanha, en produisant des évacuations mu-
coso-bilieuses, parut ramener le calme et dissiper les douleurs; l'enfant ne fut plus aussi agité,
et le peu d'inquiétude qui lui restait encore fut
plutôt attribué à l'impatience de son caractère
qu'à l'influence de la douleur.

Le 3, douleurs plus vives, mal-aise extrême,
plaintes continuelles; aucune position n'est sup-
portable.

Le 4, augmentation des symptômes; vésicatoire à la nuque. Le soir, perte de connaissance,
fixité du regard, immobilité des yeux et de la
pupille excessivement dilatée, chatouillemens
du nez sans sueurs acides, visage serein, respiration tranquille, pouls lent mais régulier,
mouvemens légèrement convulsifs des lèvres ;
on prescrit quelques cuillerées d'eau de fleur
d'orange. La nuit se passe sans changement
notable; les urines sont d'un jaune citron ; les
selles ne contiennent point de vers.

Le 5, à-peu-près-même état. Lavement avec
le tabac, six grains de muriate de mercure-
doux en deux doses, vésicatoires derrière les
oreilles, sinapismes à la plante des pieds. Trois
heures après ces applications, évacuations alvines abondantes sans vers, pouls fort, fréquent et développé, face-rouge et injectée,
peau-chaude, sueurs générales très-copieuses

3

et sans odeur sensible, dilatation moindre de la pupille, qui se contracte à l'approche d'une lumière vive, éternuemens provoqués par l'inspiration du tabac, déglutition facile, ventre souple, respiration naturelle, cris plaintifs au pansement des vésicatoires, assoupissement quand on abandonne le malade à lui-même, exacerbation pendant la nuit.

Le 6, l'assoupissemeut continue, la fièvre est tombée, le pouls est même petit, le malade conserve également toutes les positions, l'extrémité supérieure droite est sensiblement plus faible que la gauche, la physionomie conserve toujours sa sérénité naturelle, et les lèvres surtout sont encore colorées de ce rouge aimable de l'enfance. Friction mercurielle d'un gros, application d'un sinapisme sur le cuir chevelu. Le soir agitation considérable, cris plaintifs, quelques paroles distinctes de temps en temps, audition en apparence plus facile, frémissemens dans les muscles des extrémités supérieures, nuit très-agitée.

Le 7, assoupissement moins profond, mouvemens convulsifs du globe des yeux qui roulent involontairement dans l'orbite, bouche tournée légèrement à gauche, sensibilité extrême du cuir chevelu, dilatation plus considérable de la pupille et immobilité de l'iris, pouls plus petit ; amaigrissement sensible , légère altération du visage. Mêmes prescriptions, en augmentant la dose du mercure doux. Exacerbation pendant la nuit, agitation violente , mouvemens convulsifs des membres plus prononcés dans le côté gauche , pouls petit , fréquent et sautillant , le malade rend quelques gaz par la bouche et exhale une odeur particulière de tout son corps, mais principalement de la tête qui transpire beaucoup.

Le 8, au matin, calme sans assoupissement; pouls plus développé, mouvemens convulsifs des yeux moindres , sueurs prodigieuses de la tête, dont l'enveloppe cutanée est extrêmement épaissie ; selle abondante, fétide, noire et sans vers; légère exacerbation vers midi. Le soir , accablement considérable , yeux fixes et souvent immobiles, alternatives bien marquées de rougeur et de paleur de la face , d'élévation et d'affaiblissement de pouls.

Le 9 , sueurs plus copieuses encore, accablement plus grand, paralysie de presque tous les membres , cris plaintifs au pansement des vésicatoires.

Plusieurs médecins, réunis en consultation auprès du malade , approuvent l'emploi des remèdes qui ont été mis en usage, et rejetant l'application nouvelle des vésicatoires et du moxa sur le cuir chevelu , s'en tiennent à une potion anti-spasmodique. Mais les forces vont toujours en s'affaiblissant, et Léopold cesse de vivre dans la matinée du 11.

Ouverture du cadavre.

Le corps était d'une maigreur affreuse , les traits de la physionomie n'étaient pas cependant très-altérés.

Tête. Les tégumens qui recouvrent le crâne avaient un peu plus d'épaisseur que dans l'état naturel; leur incision laissa échapper quelques gouttes d'une sérosité limpide.

Le casque osseux ayant été enlevé, le cerveau parut se relever d'une espèce de compression qu'il éprouvait, et sembla vouloir sortir de sa cavité; les vaisseaux qui se distribuent à la dure-mère et à la pie-mère étaient gorgés d'un sang très-noir, ainsi que le sinus longitudinal supérieur; la substance même du cerveau et l'arachnoïde ne participaient point de cet engorgement, et étaient comme dans l'état naturel. Après avoir enlevé par tranche jusqu'au centre ovale de *Vieussens*, on apercevait aisément sur les côtés du corps calleux deux endroits proéminens avec une fluctuation sensible. Nous jugeâmes qu'un liquide était renfermé dans les ventricules , et l'incision de leurs parois laissa s'écouler environ 24 onces d'une sérosité limpide, dont la plus grande partie était contenue dans le ventricule gauche, sans rupture du *septum lucidum;* les plexus choroïdes étaient excessivement pâles, et l'arachnoïde, lisse et polie comme dans l'état naturel, ne présentait pas ces tubercules, ces granulations nombreuses qui succèdent à son inflammation; la base du crâne contenait quatre ou cinq cuillerées de sérosité.

Poitrine. Nulle trace d'altération dans les viscères thoraciques.

Abdomen. État naturel des viscères qui sont contenus dans sa cavité; point de vers dans le tube digestif.

OBSERVATIONS
SUR LES LUXATIONS
DES ARTICULATIONS GINGLYMOÏDALES.

L'étendue des surfaces articulaires, l'aisance des mouvemens qu'elles exécutent, le nombre et la force des ligamens qui les assujétissent ; la résistance des tendons et des muscles qui les environnent, tout contribue d'une manière efficace à rendre très-difficiles les luxations des articulations ginglymoïdales en général et celles du coude en particulier. Mais le peu de fréquence de ces déplacemens ne doit pas nous en faire nier la possibilité. Il est peu de médecins qui n'ayent pas eu l'occasion d'en observer quelques exemples dans leur pratique, et ce n'est pas sans étonnement qu'on lit dans l'ouvrage de Duverney, les assertions suivantes, à l'article des luxations du coude, tome 2, pag. 172. « Il est certain que des chutes, des
» compressions, des froissemens et des coups,
» peuvent occasionner des plaies, des déchi-
» remens pendant que les os seront restés ar-
» ticulés, mais s'il s'y rencontre des dérange-
» mens, ce sera *fracture* et non une *luxation*.
» La seule structure de l'articulation des os de
» l'avant-bras avec le bras, celle des ligamens

» et des muscles, en sont garantes. En consé-
» quence, on peut dire avec vérité et sans trop
» avancer , que les luxations de l'os du' coude
» ne sont que *supposées*, et que les maladies de
» cet article ne dépendent que des fortes ex-
» tensions des tendons des ligamens et des
» muscles qui ont souffert un déchirement
» plus ou moins considérable ».

Duverney s'est ici montré plus grand ana-
tomiste, que praticien observateur. Il détaille
avec la plus rare complaisance la structure anatomique de l'articulation anti-brachiale, et c'est
dans la disposition des parties qui la forment,
plutôt que dans l'observation, qu'il va chercher
la raison de cet étrange sentiment. Mais quelque précieuses que soient ces connaissances
pour bien entendre l'histoire des maladies des
os , elles ne doivent pas cependant influer sur
une opinion qui ne peut avoir pour base que
la considération attentive du fait, observé par
les praticiens. Sans m'étayer ici de tous ceux
qui sont rapportés dans les auteurs, je me
contenterai de citer les deux suivans tirés de
ma pratique particulière.

Première observation. M. B...... tombe d'un
cabriolet assez élevé sur la paume de la main
droite. Pressée entre le sol qui résiste et le
poids du corps qu'augmente encore la vîtesse
de la chute , l'articulation anti-brachiale où

tous les mouvemens viennent aboutir en dernier ressort, éprouve un dérangement dans les
os qui la composent. Aussitôt douleurs violentes,
flexion forte de l'avant-bras sur le bras, impossibilité de l'extension, soit par la volonté ,
soit par l'effet d'une main étrangère ; olécrâne
saillante en arrière et bien plus élevée que les
tubérosités de l'humérus ; saillie transversale à
la partie antérieure de l'articulation occasionnée par l'extrêmité inférieure de l'os du bras.
A tous ces signes, je ne pus pas méconnaître
la luxation en arrière des os de l'avant-bras,
et sans donner au gonflement articulaire le
temps de se développer , je procédai à l'instant
même à la réduction. Le bruit qui se fit entendre, le retour de la liberté des mouvemens,
la diminution des douleurs et l'absence de la
difformité , ne me laissèrent aucun doute sur
la réussite de mes tentatives. L'articulation fut
enveloppée de compresses trempées dans une
liqueur résolutive, et le membre placé dans
une flexion médiocre.

Tel fut le succès de ce traitement aidé de la
méthode antiphlogistique , qu'au bout de dix
jours le malade ne souffrait presque plus , et
déjà exécutait des mouvemens qui par un léger exercice ont repris leur facilité première.

Fallait-il , comme le conseille Duverney,

laisser l'articulation tranquille , ne pas la tour-
menter inutilement par les extensions et les
contre-extensions , et recourir seulement aux
applications locales et au traitement général?
Mais outre que le malade est exposé à rester
infirme toute sa vie , on le met encore à la
merci des accidens les plus formidables. Le
père de la chirurgie française , le célèbre Am-
broise Paré , en a été quelquefois le témoin.
Il a observé les inflammations violentes, la fièvre,
les convulsions, la gangrène , et même la mort
produite par le retard de la réduction, liv. 14,
chap. 18; liv. 18, chap. 33.

En réduisant au contraire sur le champ , on
évite toutes les suites funestes. Les luxations ,
en effet, par elles mêmes et considérées seulement comme déplacement des extrémités osseuses, seraient peu graves et ne présenteraient
jamais des obstacles à la réduction. Elles ne deviennent des maladies sérieuses que par rapport aux parties qui les avoisinent, et surtout
à cause des ligamens qui les assujétissent, et
dont la déchirure non-seulement occasionne
des douleurs violentes , mais peut encore , en
se cicatrisant , empêcher insurmontablement
les os de rentrer dans leur cavité naturelle.
L'engorgement, suite inévitable de toute irritation, y apporte aussi de grandes difficultés.

On est même obligé quelquefois d'attendre sa disparition avant de faire des tentatives, principalement dans les articulations ginglymoïdales où l'étendue des surfaces articulaires exige pour le déplacement une force plus considérable et des déchiremens plus grands. Dès l'instant que la réduction est opérée, le malade éprouve un soulagement sensible. Le gonflement articulaire se dissipe, et la guérison ne tarde pas à avoir lieu. J'ai vu cependant quelquefois ce gonflement, quoique les os fussent bien dans leur situation naturelle, persister, malgré les moyens qu'on mettait en usage, et constituer une des maladies les plus graves des articulations. Mais alors on ne doit considérer la luxation que comme la cause occasionnelle qui appelle sur l'articulation affectée le principe morbifique qui infecte tout le système. Une irritation quelconque assez profonde aurait produit le même résultat. Le vice scrophuleux et rhumatismal, (car ce sont les causes les plus ordinaires des tumeurs blanches) se portent alors sur le coude, s'y concentrent et semblent même s'y épuiser quelquefois. Il n'est pas rare de voir alors le tempérament général reprendre une vigueur très-grande, et s'engraisser pour ainsi dire aux dépens d'une partie dont les désordres sont alors portés si loin, que l'amputation seule peut y remédier.

Deuxième observation. J. R....., âgé de 68 ans, d'un tempérament robuste, d'un embonpoint extrême, fit une chute sur la main gauche, le bras à demi fléchi. Le poids du corps ayant fortement agi sur la main fixée contre le sol, le radius qui en est le soutien, éprouva une solution de continuité, à son extrêmité supérieure, tandis que le cubitus cédant à la distension violente de l'articulation antibrachiale, sortit de ses limites naturelles, abandonna la cavité humérale, et rompant la capsule articulaire, vint faire une saillie considérable à travers les tégumens déchirés. L'apophyse olécrane placée au-dessus de la tubérosité interne de l'humérus, se montrait évidement à nu. Le doigt introduit dans la plaie extérieure, dont l'étendue transversale était de quatre pouces, sentait parfaitement les surfaces articulaires : les condyles de l'humérus auquel tenait encore la tête du rayon, se portaient en avant et en dehors, et le bras considérablement raccourci était incapable d'exécuter le moindre mouvement d'extension. Secondé par mon père qui essayait de faire l'extension du membre, tandis que d'autres personnes étaient chargées de faire la contre-extension, je fus assez heureux

pour obtenir la réduction après quelques tentatives , que les désordres de l'articulation
rendirent sans doute moins longues et moins
douloureuses. L'olécrâne que je sentais obéir
peu à peu à la traction, rentra enfin dans sa
cavité naturelle. Les muscles perdirent leur
roideur; le membre reprit sa longueur ordinaire; les mouvemens de flexion et d'extension
redevinrent faciles , et sans m'occuper pour le
moment de la fracture du radius , je réunis la
plaie extérieure, j'entourai l'articulation d'un
simple bandage contentif fréquemment arrosé
avec des liqueurs résolutives, et je mis le bras
dans une flexion médiocre , soutenu dans
cette situation au moyen d'une écharpe. La
nuit fut très-douloureuse et sans sommeil : le
pouls me permit le lendemain de pratiquer
deux saignées copieuses : le gonflement se borna
à l'articulation sans jamais s'étendre au bras
ni à l'avant bras; les douleurs se dissipèrent
peu à peu; la plaie fournit quelques gouttes
de synovie; les premiers jours, elle se fermait
à vue d'œil, et le trentième elle était entièrement cicatrisée. Les mouvemens de pronation
et de supination reprirent leur facilité naturelle
par la solidification de la fracture du radius;
et le malade se sert aujourd'hui de ce membre

avec autant de force et d'aisance qu'avant ce
terrible accident.

Les plaies des articulations sont ordinairement fâcheuses. Le délabrement qui les accompagne quelquefois ; l'introduction de l'air ;
son contact sur une membrane peu sensible
dans l'état naturel, mais qui donne les signes
de la plus vive douleur dans l'état pathologique ; les circonstances accidentelles dans lesquelles l'individu peut se trouver, développent
souvent les symptômes les plus terribles et
servent à aggraver le pronostic d'une maladie
dont les anciens peut-être ont exagéré le danger. Le malade qui fait le sujet de cette observation était absent de Toulouse lors de son
évènement. Pendant une heure entière, il a
supporté le cahotement d'une voiture mal sus-
pendue et les intempéries d'une saison froide
et rigoureuse. L'articulation en souffrit beaucoup et je ne dissimulai point aux personnes
qui environnaient le malade, les périls auxquels il était exposé. Cependant l'observation
de J. L. Petit qui se présentait naturellement
à ma pensée, venait diminuer mes craintes et
calmer mes inquiétudes. Ce praticien célèbre
rapporte le cas d'une dame fort grasse, qui
tombant dans sa chambre éprouva une luxation
dans laquelle non-seulement l'articulation de

l'avant-bras fut dérangée, mais encore où l'extrêmité inférieure de l'humérus, après avoir rompu
la capsule, le biceps, le brachial antérieur
déchira la peau et vint appuyer sur le parquet.
La réduction fut exécutée et au bout de six
semaines, la malade ne conservait d'autre incommodité que celle de ne pouvoir pas étendre
entièrement l'avant-bras, ce que l'on attribue
raisonnablement à la perte de substance que
les muscles fléchisseurs avaient éprouvée, car
on fut obligé de couper une portion du biceps
qui dépassait les bords de l'incision extérieure.
Je crus donc devoir me comporter alors comme
J. L. Petit l'avait fait lui-même dans une circonstance à peu près semblable; je tentai la
réduction, et le succès le plus heureux a couronné ma conduite. J. L. Petit, maladies des
os, tome 1.er page 182.

Les considérations que je viens de présenter,
sont bien plus applicables encore à l'articulation
fémoro-tibiale. Les luxations y sont beaucoup plus
rares ; les déplacemens ne s'y font presque jamais
d'une manière complète, et lorsqu'ils y arrivent,
il faut recourir ordinairement alors à l'amputation sur le champ. Le danger est bien moins
grand dans les luxations incomplètes, d'ailleurs
assez rares. Mademoiselle P..... âgée de 68
ans, fit un chute (février 1811), dans laquelle

le poids de tout le corps porta sur l'articulation
fémoro-tibiale droite. A l'instant douleur violente, impossibilité d'agir. Appelé auprès d'elle,
je reconnus une luxation incomplète en dehors
de l'extrêmité supérieure du tibia, à la difformité du genou , à la saillie interne et externe,
que fesaient en sens opposés les condyles du fémur et les os de la jambe; à la facilité de les
ramener à leur position naturelle et à la dévia-
tion dans la direction de la rotule qui suivait
le tibia dans ses mouvemens. L'extension et la
contr'extension furent à peine nécessaires pour
opérer la réduction; l'appareil ordinaire des
fractures de la cuisse fut appliqué; le membre
resta dans cet état pendant un mois; et deux
mois après l'évènement la malade commença
à marcher. L'articulation était cependant bien
faible. Elle n'a repris que par degrés sa force
première, mais aucun accident n'a retardé la
consolidation.

RÉFLEXIONS ET OBSERVATIONS.

SUR LA TUMEUR LACRYMALE.

LE reproche le mieux fondé que l'on ait fait à la méthode généralement employée en France, de traiter les tumeurs et les fistules lacrymales, qui en sont la conséquence immédiate, c'est de n'opérer souvent qu'une guéririson passagère; de préserver imparfaitement les malades de la récidive, et de ne pas empêcher cette tendance naturelle que les conduits ont à se rétrécir de nouveau, lorsque les membranes qui les tapissent ont déjà été le siége d'un engorgement, soit que cet engorgement ait été la cause primitive de la fistule, ou qu'il ne fût lui-même qu'un effet d'une cause plus éloignée. Il suffit, en effet, d'avoir fréquenté les hôpitaux, d'avoir observé avec attention les suites de l'opération de la fistule lacrymale, pour être convaincu de cette vérité. J'ai vu beaucoup de malades résignés à garder une infirmité dont ils n'avaient été qu'incomplettement debarrassés, par six mois d'un traitement méthodique, ou rentrer encore dans les mêmes salles pour y subir l'opération une seconde fois.

Mais ce reproche si justement porté contre
la méthode dont je viens de parler, s'adresse-
t-il exclusivement à la méthode elle-même? ou
bien, ne dépendrait-il pas plutôt des applications vicieuses qu'on en fait tous les jours? Je
crois pouvoir me prononcer hardiment sur ces
deux questions, et penser, d'après le nombre
des faits qui me sont personnels, ou qui sont
parvenus à ma connaissance, que si l'opération
de la fistule lacrymale est si souvent suivie de
la récidive de la maladie, et que si le traitement de la tumeur lacrymale n'est presque
jamais accompagné de succès, c'est qu'on a
constamment méconnu la nature de ces affections; qu'on a toujours cherché leur cause dans
le rétrécissement primitif du canal nasal, par
l'effet d'un engorgement de la membrane qui
le tapisse, et qu'on a négligé de remonter à
leur véritable origine. Je ne crains pas même
de le dire, les praticiens qui abandonnant une
aveugle routine, sauront s'écarter des sentiers
battus, et adopter les principes de l'école ita-
lienne, pourront dans le plus grand nombre des
cas, prévenir la formation des fistules lacrymales et arrêter à leur naissance le développement des tumeurs dont elles sont si fréquemment la suite.

Ce qui a retardé beaucoup les progrès de

4

la chirurgie française à cet égard, c'est l'analogie parfaite que les théories modernes ont
prétendu établir entre cette maladie et les fistules urinaires. Dans les deux cas, a-t-on dit,
il y a évidemment obstacle dans les conduits
où passent les larmes et les urines.: ces fluides
ne circulent alors qu'avec plus ou moins de
difficulté; et quelquefois même leur sortie est
entièrement impossible. Pressée par leur
poids ou par la force de leur projection, la
partie du canal immédiatement placée avant
l'obstacle, distendue peu à peu par les efforts
qu'elle supporte, cède, s'irrite, s'enflamme,
s'ulcère, fait tumeur et se termine enfin par
une ouverture qui se ferme quelquefois, mais
dont la cicatrice momentanée se déchire de
nouveau pour rester désormais fistuleuse.
L'esprit saisit avidement les choses faciles ; il
trouva son compte dans cet ingénieux rappro-
chement et négligea trop, peut-être, d'en approfondir la justesse. Delà cette méthode uni-
forme, je dis même presque routinière, de
confondre dans le même cadre et de traiter les
tumeurs et les fistules lacrymales, dont la cure
est cependant bien différente ; car, pour être
analogues dans quelques cas, deux choses ne
sont pas toujours rigoureusement les mêmes.

De tous les auteurs qui se sont occupés des
maladies des yeux (et le nombre en est très-

considérable), le célèbre *Scarpa* est, selon
moi, celui qui a jeté le plus grand jour sur la
nature de la tumeur lacrymale. Eloigné d'une
opinion exclusive, il n'a pas tardé à s'apercevoir que cette maladie pouvait avoir une autre
origine que celle qu'on lui assigne communé-
ment, et qu'au lieu de provenir toujours d'un
rétrécissement primitif du canal nasal, ce rétrécissement était sa cause la moins ordinaire,
et n'en était même souvent que le résultat.
Dans les individus qui en sont affectés, on
observe en effet un changement remarquable
dans l'état des paupières; leurs bords libres où
les cils sont implantés, sont ordinairement
rouges et gonflés; une chassie abondante les
retient collés l'un à l'autre après le sommeil,
et une démangeaison incommode oblige constamment à les frotter. Si l'on renverse la paupière inférieure, la membrane muqueuse qui
en recouvre la face oculaire a perdu sa blan-
cheur et sa pâleur naturelles; rouge, villeuse,
injectée, douée d'une sensibilité très-vive, ses
vaisseaux y sont bien plus gorgés de sang, et
une mucosité plus ou moins abondante en recouvre toute l'étendue. Ces mêmes phénomènes
s'observent encore sur la caroncule lacrymale;
un sentiment de pesanteur inquiète l'œil du
malade, qu'un léger larmoyement ne tarde pas

à fatiguer encore plus : bientôt il augmente ;
une gêne sensible se fait sentir au grand angle
de l'œil : il y a même un peu de douleur ; la
tumeur paraît enfin entre le nez et le grand
angle, et si à cette époque on exerce sur elle
une pression, on voit sortir aussitôt par les
points lacrymaux et surtout par l'inférieur, un
fluide qui ressemble aux larmes, mais qui est
mêlé de matières blanches, muqueuses, puri-
formes qui en altèrent la transparence.

Telle est dans sa naissance et dans son premier état cette tumeur lacrymale dont les progrès vont chaque jour en augmentant. Si on
néglige d'y apporter les soins convenables, et
surtout si on ne détruit point sa cause, elle
s'accroît, distend les parois du sac, les enflamme et finit tôt ou tard par dégénérer en
fistule. Je n'entrerai pas ici dans tous les détails qui caractérisent les diverses périodes qu'elle
suit pour arriver à ce point, ni dans ceux des
causes qui peuvent médiatement la produire
ou l'entretenir. Mon intention n'est pas d'é-
crire une monographie complette, mais bien
de présenter les observations que j'ai pu faire
sur la tumeur lacrymale et les faits que j'ai eu
l'occasion de recueillir.

Frappé sans doute des phénomènes dont je
viens de tracer rapidement l'histoire, de la

marche presqu'invariable qu'ils suivent dans leur développement , et de l'altération constante de la membrane interne des paupières , et des glandes de *meïbomius* qui en garnissent les bords , l'illustre professeur de Pavie abandonna les idées reçues , et reconnut comme cause essentielle et - primitive de la tumeur lacrymale cette même altération qu'il désigna sous le nom de *flux palpébral puriforme* , et dont les différens degrés lui firent successivement admettre *la tumeur lacrymale* proprement dite , *la fistule lacrymale simple et la fistule lacrymale compliquée de la carie des os.* C'est dans cette altération de la membrane muqueuse des paupières , dans celle des glandes de *meïbomius* , que consiste primitivement la tumeur lacrymale ; c'est dans l'inflammation chronique de ces parties qu'il faut en rechercher la cause ; et lorsqu'on examine l'insuffisance des méthodes qui ont été successivement inventées pour leur traitement , on n'est pas étonné du peu de succès qui en accompagnait l'usage , car aucune d'elles n'attaquait la maladie dans sa véritable origine.

En vain *Fabrice d'Aquapendente* appliqua-t-il sur la tumeur une pelotte compressive dans la vue de s'opposer à son développement. A la difficulté de son emploi , à la gêne et au peu d'exactitude de son application, ce moyen joignait encore l'inconvénient de ne pouvoir être utile qu'autant qu'on en faisait usage. Semblable aux hernies qui reparaissent quand on cesse de les contenir, la tumeur lacrymale se manifeste de nouveau aussitôt que la compression est enlevée, et que la pelotte n'appuie plus sur le grand angle de l'œil. Continuée d'ailleurs trop long-temps, et assez forte pour maintenir les parois du sac lacrymal dans un contact immédiat, elle peut en déterminer l'adhérence mutuelle, et produire un épiphora incurable, comme J. L. Petit rapporte en avoir vu un exemple.

Anel remplaça la compression par une méthode plus naturelle, et qui consiste à déboucher les voies lacrymales par l'introduction d'un stylet boutonné qu'on y pousse de haut en bas par l'un des points lacrymaux, et à y faire ensuite des injections par la même voie, afin de les débarrasser de l'humeur qu'elles contiennent, d'en dégorger les parois et d'en rétablir le ressort. *Heister* vante beaucoup ce procédé, plus ingénieux sans doute ; mais si l'on fait attention qu'il prétend avoir guéri les malades sur lesquels il l'a employé dans l'espace de quatre à cinq jours, on verra que ses observations ne sont pas concluantes, et qu'il ne

s'agissait simplement que d'un embarras muqueux du canal nasal que le stylet et les injections ont si promptement dissipé.

Le procédé de *Laforêt* ne mérite pas plus de
confiance. Comme les derniers il n'agit point sur
la cause même du mal. C'est toujours contre le
rétrécissement du canal nasal dont on cherche
à agrandir le diamètre par son extrémité inférieure, qu'il est dirigé, et il joint encore à son
inefficacité, des obstacles quelquefois presqu'in-
vincibles à son application.

Enfin, quels succès croirait-on pouvoir retirer des fumigations émollientes, détersives
ou astringentes conseillées par *Louis*. S'il est
des cas où leur usage peut être suivi de quelque heureux résultat, c'est l'état d'érétisme et
de léger gonflement dont la membrane du canal
nasal est quelquefois le siége.

Nous avons vu que l'insuffisance de ces pro-
cédés dépendait de ce qu'aucun d'eux n'agissait essentiellement sur la cause même de la maladie. Cette cause réside dans l'inflammation
chronique de la membrane muqueuse des paupières et des glandes de *meïbomius*. Il faut donc
agir sur ces organes, détruire les mouvemens
vicieux qui les animent, et empêcher surtout
la sécrétion morbifique de cette humeur qui,
en se mélant avec les larmes, en altère la na-

ture et les propriétés, rend leur écoulement
moins facile, et pénétrant avec elles dans le sac
lacrymal et le canal nasal, finit par produire
sur la membrane muqueuse qui les tapisse,
une impression fâcheuse et corrosive. Il est
même à présumer que dans les cas de fistule
lacrymale qui reconnaissent évidemment pour
cause essentielle le gonflement de la muqueuse
nasale, ce gonflement n'a été que la conséquence de cette même impression pendant
l'existence du flux palpébral. C'est dans l'ouvrage même de *Scarpa* qu'il faut lire tous les
détail des observations qui constatent l'excellence de cette théorie, du traitement ration-
nel qu'elle devait nécessairement faire naître,
et qu'il applique spécialement au flux *palpé-*
bral puriforme. Pour ajouter encore un degré
de plus de confiance à un procédé que le nom
de son auteur recommande assez par lui-même,
je vais tracer en peu de mots les cas dont j'ai
été le témoin; et après en avoir pris connaissance, il sera facile de voir que tout en me
conformant à la pratique du chirurgien de
l'Italie, j'ai étendu plus loin que lui sa méthode
en l'employant avec succès, non-seulement
dans les tumeurs lacrymales bien prononcées,
mais encore lors même que la fistule était déjà
établie.

Première observation. Mademoiselle B.....,
âgée de vingt-six ans , portait depuis environ
deux années une tumeur assez volumineuse au
grand angle de l œil gauche. Incommodée par
sa présence et surtout par la chassie abondante
qui collait les bords rouges des paupières , et
par un écoulement continuel des larmes sur la
joue correspondante , la malade avait souvent
pris les conseils de différentes personnes , et
déjà plusieurs vésicatoires avaient été successivement et toujours inutilement appliqués.
Malgré leur emploi et celui de beaucoup de
remèdes évacuans et dépuratifs , la tumeur
n'avait éprouvé aucune diminution remarquable ; et plutôt que de se soumettre à l'opération qui lui avait été proposée , la malade paraissait résignée à la garder toute sa vie. Consulté à mon tour, je crus reconnaître un des
cas où la méthode de *Scarpa* devait avoir une
application heureuse. Je proposai de suppri-
mer un vésicatoire entièrement inutile , et ce
moyen joint à l'idée de n'avoir pas besoin
d'une opération sanglante , inspira à la malade
la plus grande confiance. J'en profitai pour
mettre en usage, presque sur-le-champ, la
pommade ophtalmique de *Janin*, mitigée par
M. Léveillé ; les injections dont la base est le
sulfate de zinc ; quelques bains généraux et

locaux, et au bout d'un mois et demi, la tumeur que j'avais le soin de presser plusieurs fois le jour diminuait sensiblement : la matière qui en sortait acquérait en même temps des qualités plus louables : bientôt les larmes seules parurent ; l'œil reprit sa couleur naturelle ; la membrane muqueuse sa consistance et sa pâleur , et depuis deux ans sa guérison ne s'est pas un instant démentie.

Deuxième observation. J'ai obtenu des résultats aussi avantageux sur une jeune personne âgée de quinze ans. Depuis dix-huit mois une tumeur assez volumineuse avait son siége au grand angle de l'œil droit , accompagnée de tous les symptômes que j'ai déjà indiqués ; je mis en usage la même méthode curative. Mais quel fut mon étonnement de voir que la maladie ne faisait aucun progrès vers la guérison , n'éprouvait aucune amélioration , et que la tumeur vidée trois ou quatre fois par jour reprenait bientôt le même volume. Je pensai que ce peu de succès dépendait principalement de la mal-adresse de la personne à laquelle j'avais confié le traitement. J'en acquis bientôt la conviction intime, en assistant à cette petite opération. Je me chargeai alors de la malade. J'eus le soin d'introduire moi-même la pommade dans le petit angle de l'œil, d'y faire en-

suite les injections nécessaires, et au bout
d'un mois et, demi, il ne restait plus aucune
trace de l'affection primitive. Cependant comme cette jeune personne avait été sujette à
différentes éruptions croûteuses, je crus que
l'application d'un vésicatoire ne lui serait pas
inutile.

Troisième observation. M. L..... se plaignait
déjà depuis long-temps d'un sentiment de pesanteur dans l'œil droit. Bientôt il s'aperçut
d'un larmoiement léger; mais attribuant cette
incommodité au froid de l'atmosphère, à la
sensibilité de ses yeux ou à la persévérance de
ses études, il ne me consulta que lorsqu'une tumeur assez volumineuse s'était formée au grand
angle. A cette époque il y avait un peu de
douleur; la peau était légèrement rouge, tendue, et ce n'était qu'avec une vive souffrance
que sa pression pouvait s'exécuter. J'exposai
au malade les craintes que m'inspirait son état;
je ne lui dissimulai pas que sans doute nous
ne pourrions pas faire disparaître les symptômes d'une inflammation commençante, et que
ses progrès donneraient vraisemblablement naissance à un abcès dont il m'était encore impossible d'assigner la profondeur. La méthode
émolliente en lotions et en cataplasmes fut la
seule que je me permis. Mais malgré mes con-

seils , le malade continua à sortir , à vaquer à
ses travaux , et cette fatigue nouvelle jointe
à la disposition qui s'y trouvait déjà, déve-
loppa une inflammation plus forte qui s'étendit
à une partie du visage , et se termina bientôt
par la suppuration. La tumeur s'ouvrit : il en
sortit une très-grande quantité de matière purulente , et malgré l'abondance de cette évacuation , le dégorgement n'eut lieu que d'une
manière incomplète : quelques jours après l'inflammation reparut avec plus de violence ,
s'étendit rapidement , s'abcéda très-vîte , et
l'abcès se perça de nouveau. Mais cette fois ,
le pus était mêlé dans ses dernières gouttes
avec un autre fluide que je reconnus être les
larmes , et il ne me resta plus aucun doute sur
l'existence d'une fistule lacrymale. L'état de
souplesse des parties après cette seconde ouverture , me permit enfin de mettre en usage
le procédé qui m'avait déjà réussi, car jusqu'alors je n'avais pu employer que la méthode
locale antiphlogistique. Je n'espérais pas cependant pouvoir guérir ainsi le malade ; mais
je voulais au moins détruire en partie la cause
et rendre ainsi plus efficace l'opération qui me
paraissait indispensable. A l'aide des injections
dont une partie sortait par l'ouverture fistuleuse , et de l'introduction de la pommade ,

je voyais avec plaisir le dégorgement s'opérer presque dans sa totalité ; la paupière inférieure reprendre son état naturel , et le trou fistuleux se rétrécir. Mais le passage continuel des larmes me semblait devoir résister à ces moyens, et déjà le malade persuadé de leur insuffisance était prêt à se soumettre à l'opération , lorsque je lui fis entrevoir que la saison étant froide et humide il serait peut-être plus convenable d'attendre encore. Plein de confiance dans mes conseils , il les suivit avec rigueur , et il s'en félicite aujourd'hui. L'ouverture fistuleuse s'est pleinement cicatrisée ; les larmes ont suivi de nouveau leur cours ordinaire par les fosses nasales ; l'œil a repris presqu'entièrement sa forme et ses sécrétions naturelles , et si l'on excepte un peu plus de sensibilité dans cet organe aux impressions de l'atmosphère , et surtout à l'humidité de l'air , ses fonctions s'exécutent comme dans l'état physiologique. Depuis plus d'un an la guérison existe , et d'après mon avis, M. L..... fait encore usage de temps en temps de la pommade , moins par nécessité , dit-il , que par un sentiment de reconnaissance.

Telles sont les observations dont j'ai cru les détails propres à intéresser les praticiens. Ce n'est pas que la méthode qui est recom-

mandée doive être exclusive , car il n'y a rien
d'exclusif dans la nature. Sans doute quand
la tumeur lacrymale dépend d'un obstacle dans
le canal nasal, soit par l'engorgement de sa
membrane muqueuse , soit par la pression
de quelque tumeur voisine qui en retrécit
les diamètres, ce procédé serait entièrement
inutile. Il est seulement applicable lorsque
la cause de cette maladie réside dans les
paupières et dans l'inflammation chronique
de leur membrane muqueuse et des glandes de
meïbomius; et je crois , d'après l'observation
attentive des faits, que ces circonstances sont
les plus communes. Je laisse aux praticiens
consommés à s'assurer par eux - mêmes de
l'exactitude de cette proposition, et je ne sau-
rais trop les engager à multiplier leurs recherches. Le nom de Scarpa doit toujours
inspirer cette juste vénération dont on accompagne le génie , et ce n'est pas sans quelque peine que dans des écrits publiés en
France sur la chirurgie après celui de cet
homme célèbre , je n'ai pas vu seulement
mentionner sa méthode. Mon but a été d'en-
prouver l'excellence, et non de faire un traité
complet sur la maladie qui fait le sujet de
mes observations. On sent bien que les omis-
sions contenues dans ce mémoire sont pu-

rement volontaires-, et que je me suis seulement proposé d'établir d'après l'expérience ;

1.º Que les tumeurs et les fistules lacrymales ne reconnaissent pas toujours pour cause
essentielle et primitive le rétrécissement du
canal nasál.

2.º Qu'elles ont la plupart du temps leur
véritable origine dans l'inflammation chronique de la membrane interne des paupières
et des glandes de *meïbomius*.

3.º Que la méthode de traiter ces maladies en France est trop générale ; qu'elle ne
s'applique pas à la plus grande portion des
cas particuliers ; et que les rechutes fréquentes ne doivent pas être attribuées à une autre
cause.

4.º Enfin que le procédé de *Scarpa* mérite
presque toujours la préférence, et qu'il est
non seulement applicable au *flux palpébral
puriforme*, comme l'indique son auteur, mais
encore à la tumeur lacrymale, lors même que
dans quelques cas, elle est déjà réduite à l'é-
tat de fistule simple.

OBSERVATION

SUR

UN ERYSIPÈLE PHLEGMONEUX,

SUIVI

DE GANGRÈNE ET D'ABCÈS.

L'INFLAMMATION de nos organes est susceptible de prendre différentes terminaisons, selon sa violence, la texture des parties qu'elle attaque et la nature des causes qui sont capables de la produire. Il est des tissus, en effet, où on la voit presque toujours s'accompagner de suppuration ou de gangrène; et parmi ceux que cette dernière semble principalement affecter, la plupart sont recouverts par une peau lâche, mobile, et doublée d'un tissu cellulaire facilement perméable. Rien n'est plus commun dans la pratique que de les voir en être totalement les victimes, et disparaître presqu'en entier par l'effet même de cette mortification. L'opération de l'hydrocèle par l'injection vineuse et quelques métastases malignes démontrent chaque jour cette importante vérité.

Ce n'est pas là cependant le mode le plus
ordinaire de la terminaison des inflammations
qui ont leur siège dans le tissu cellulaire sous-
cutané. Assez violente pour prolonger sa du=
rée, mais pas assez pourtant pour détruire
l'organisation et la vie, on la voit alors par-
courir ses périodes avec plus de lenteur, s'effacer d'une manière insensible en écaillant
l'épiderme, et laisser sous la peau distendue une
collection de liquide toujours proportionnée à
son intensité et qu'on appelle généralement du
pus. Sa formation comme celle de tous les fluides qui se succèdent naturellement dans notre
économie, a été l'objet de recherches nombreuses et presque toujours inutiles. On con-
nait les systèmes tour-à-tour inventés pour en
donner l'explication, mais dont la succession
rapide prouve hautement l'insuffisance. Com=
ment supposer, par exemple, avec certains
auteurs, que le pus existe tout formé dans le
sang, qu'il est produit par la fièvre et la chaleur dans les vaisseaux et qu'il vient se déposer
dans le lieu où l'inflammation l'appelle, lorsque
l'examen le plus attentif n'en laisse pas apercevoir l'existence, et lorsqu'on sait que sa
résomption, suite fréquente de la négligence à
ouvrir les abcès, occasionne si souvent tous
les accidens d'une fièvre lente et mortelle ?

5

Sydenham dont la manie des explications égara plus d'une fois le jugement profond et solide, regardait comme une forte preuve en faveur de ce système, les dépôts nombreux que l'on trouve à l'ouverture des cadavres des phtysiques et qui ne sont point accompagnés d'inflammation du tissu pulmonaire. Mais l'autopsie cadavérique nous induirait dans de graves erreurs si nous voulions conclure de ce qui se passe dans l'homme vivant, par ce que nous observons dans son cadavre. Quoique l'inflammation ne se manifeste pas après la mort, d'une manière sensible, il ne s'ensuit pas qu'elle n'existât pas pendant la vie. Quand le principe de l'existence est près de s'éteindre, les phénomènes doivent nécessairement éprouver des changemens remarquables, et l'inflammation qui n'est que l'exaltation des propriétés vitales de la partie qui en est le siège, ne doit-elle pas disparaître lorsque ces mêmes propriétés sont tout à fait anéanties ? Ne voit-on pas tous les jours des tumeurs s'affaisser et s'évanouir presqu'entièrement dans les syncopes, pour ne reparaître que lorsque le malade reprend ses sens !

Pringle d'après quelques expériences sur les substances animales, crut pouvoir hasarder une autre opinion, et avancer que le pus était

formé par cette partie du sang qu'on nomme
le *serum*. Mais quelle confiance peut-on ajouter
à des assertions aussi vagues , et qui fondées
sur des probabilités sont toujours dépourvues
de cet ensemble de preuves qui portent la conviction dans les esprits ?

Il est cependant une théorie ancienne qui
compte encore quelques partisans et qu'un examen superficiel pourrait faire regarder comme
véritable. Ecoutons le commentateur de Boer-
rhaave, dont la diction élégante et facile donne
quelquefois à l'erreur même les couleurs de
la vérité : « *Inflammationis autem non resol-*
» *vendæ transitus in suppurationem videtur*
» *talis esse. Liquidum à tergo urgens , auctâ*
» *per febrim comitem celeritate , singulis cor-*
» *dis ictibus pellitur in locum obstructum ;*
» *undè continuâ hac arteriatione distenta*
» *ante obstructionis locum vasis latera inci-*
» *piunt sensim divelli, et separatur cohæsio*
» *extremi obstructi cum reliquâ parte vasis.*
» *Dum hoc fit , effunduntur humores ex vasis*
» *jam apertis ; calore loci hæc solvuntur ;*
» *incipiuntque quasi subputrescere. Immea-*
» *bile fluidum in extremis vasorum separatis*
» *hærens , ab iisdem causis incipit solvi. So-*
» *lidæ partes tenerrimè antea continentes hoc*
» *immeabile pariter atteruntur , dividuntur,*

» *et cum liquidis effusis, mord et calore mu-*
» *tatis, abeunt in homogeneum liquidum quod*
» *pus vocatur* (1). » Cette explication rapporté
donc la formation du pus au mélange des fluides et des solides et à un commencement de
décomposition semblable à celui qui s'opère
dans les matières animales qui ne sont pas sous
l'influence de la vitalité. En y réfléchissant cependant, on comprend avec peine un pareil
mécanisme. On voit en effet tous les jours des
abcès énormes qui n'entraînent dans les membres affectés, qu'une diminution momentanée
de volume, lequel revient bientôt à ses dimensions primitives; ce qui ne pourrait pas
s'opérer, si pour sa formation le pus avait
réellement besoin d'une fonte considérable de
vaisseaux et de tissu cellulaire qui ne sont pas
susceptibles de se régénérer. Comment ensuite
d'après ce système donner une idée de la puogénie dans les plaies où il ne se fait aucun
épanchement de liquides, aucun mélange avec
les solides, où par conséquent le mouvement
de fermentation ne saurait avoir lieu, et qui
bien loin de perdre par cette abondante évacuation se boursoufflent et végètent continuellement. Comment se fait-il encore que ces

---

(1) Tome 1.er page 604.

humeurs et ces solides, épanchés et entrant
dans un commencement de décomposition, ne
donnent à l'ouverture des abcès, aucun des
caractères de la putréfaction animale ? Le pus
d'ailleurs ne peut pas être le produit de cette
espèce de fermentation que les fluides éprouvent en s'échappant de leurs vaisseaux divisés.
Si c'était sa véritable origine, il devrait y avoir
du pus à la suite de tous les épanchemens
sanguins. Or les praticiens savent que rien
n'est plus rare que cette matière dans ces collections sanguines appelées vulgairement *bosses*,
et que si quelquefois il sort mélangé avec
elles, on doit rapporter la formation du pus,
non pas à la dégénération du sang, mais bien,
comme le remarque Sabatier dans ses notes
sur Lamothe, à l'inflammation qui s'est emparée
des parois du foyer, par suite de la contusion
qu'elles ont subie. En vain on objecterait pour
appuyer l'idée de la destruction de nos parties
dans la formation du pus, les flocons nombreux qui s'échappent quelquefois au travers
de l'ouverture de certains abcès. On sait qu'ils
ne doivent leur naissance qu'à la concrétion
de l'albumine, à son épaississement, et que
leur nature est entièrement semblable aux gru-
meaux que présente la cavité abdominale à la
suite de l'épanchement produit par l'inflamma-

tion chronique du péritoine. Le furoncle cependant offre à sa terminaison un bourbillon véritable : mais ici il y a mortification du tissu cellulaire, et non pas sa fonte ou sa dissolution comme on l'a prétendu dans les abcès.

Quel est donc le véritable mécanisme de la formation du pus ? Par quels moyens un fluide jusqu'alors inconnu dans l'économie animale parvient-il à s'y produire ? C'est là le grand secret de la nature. Toujours mystérieuse dans sa marche, elle couvre ses plus petites opérations d'un voile impénétrable. J'ignore entièrement ces lois, comme celles qui président à la formation de l'urine, de la bile, de la salive. Le tissu cellulaire sans doute, en vertu des changemens morbifiques qu'il éprouve pendant l'inflammation, est converti en un nouvel organe chargé de fonctions nouvelles. Il remplit ces dernières jusqu'à ce qu'il rentre dans l'ordre naturel de la vie, ou jusqu'à la disparition de la cause qui l'en avait écarté. Mais le travail intérieur, le mécanisme secret, la puogénie enfin, échappent et, j'ose le dire, échapperont toujours à nos plus exactes recherches. Qu'importe d'ailleurs cette connaissance dont la thérapeutique retirerait peu d'avantages et à laquelle on a sacrifié tant d'heures qu'on pouvait mieux employer. Contentons-nous d'observer la nature sans vouloir deviner sa marche. Examinons les résultats de ses travaux sans prétendre en approfondir le mécanisme. Sachons enfin dans nos recherches nous proposer d'être utiles et non pas seulement de satisfaire une vaine et insatiable curiosité. Je vais donc rapporter un exemple de ces abcès volumineux qui étonnent par leur étendue et par la quantité de matière que leurs parois ont fournie. On admirera sans doute les efforts prodigieux qu'a fait la nature pour détourner une mort imminente, et l'on placera la guérison de notre malade parmi ces phénomènes que sa puissance et sa sagesse montrent de loin en loin à l'œil de l'observateur.

Le sieur C......, âgé de trente-quatre ans, d'un tempérament lymphatico-sanguin, habitué de bonne heure à un exercice pénible, jouissait presque constamment d'une bonne santé. Mais le passage presque subit d'une vie active et laborieuse à un état de repos et d'inertie, augmenta bientôt la grosseur de son corps, et procura à ses membres une étendue prodigieuse, sans cependant leur donner une bonne graisse. A la suite d'une course à cheval assez fatiguante, il éprouva un malaise général, une douleur violente sous l'aisselle gauche, et rapportant

ces accidens à l'existence d'un panaris superficiel qui avait son siège au pouce de la main
correspondante, il y fit d'abord très-peu d'attention. Cependant le panaris guérit au bout
de trois jours ; la douleur de l'aisselle persista, devint même plus vive, s'accompagna
de fièvre, et laissa bientôt apercevoir distinctement les traces d'une inflammation phlegmo-
neuse bien prononcée. Cette inflammation fit des
progrès rapides et très-étendus. Elle se pro-
pagea bientôt dans tout le côté gauche du
corps, gagna ensuite la région dorsale, et
s'arrêtant aux apophyses épineuses des ver-
tébres, pénétra en devant jusqu'à la région
pelvienne, et ne tarda pas à produire les plus
grands désordres sur les enveloppes des organes qui s'y trouvent attachés. Des escarres
noirâtres et cellulaires se détachèrent d'elles-
mêmes, et la peau détruite inégalement dans
une grande partie de son étendue, laissait à
découvert une plaie horrible. Au milieu de
cette désorganisation, la fièvre générale était
très-forte, la soif intense, la chaleur cutanée
brûlante, et le reste de l'inflammation en s'é-
teignant d'une manière insensible, commençait déjà à entraîner la desquammation de l'é-
piderme. Un vomitif, dès le début de la maladie, la diète sévère, l'usage des acides, du

kinkina, des applications toniques et des diges-
tifs animés composèrent les bases principales
du traitement, et sous son heureuse influence, le
malade et les plaies semblaient marcher rapidement vers la guérison , tout annonçait même
qu'elle serait bien prochaine , lorsque sans
cause connue , je vis se développer des douleurs vagues , des inquiétudes générales ;
mais surtout dans les membres abdominaux,
une fatigue qui n'a pas d'exemple. L'appétit
se perdit entièrement, des vomissemens spon-
tanés se déclarèrent, et devinrent même si
fréquens , que l'estomac ne pouvait plus rien
conserver. A cette époque , les accidens inflammatoires avaient tout-à-fait disparu ; la
peau avait repris en apparence ses dispositions naturelles ; la face présentait un aspect
cuivreux ; les forces diminuaient chaque jour,
lorsque inquiet sur le sort du malade et l'exa-
minant avec soin , je crus m'apercevoir d'une
légère tumeur qui avait son siège du côté
droit sous les apophyses épineuses des vertè-
bres lombaires. Cette tumeur sensiblement
fluctuante, ne me parut pas cependant assez
grande pour déterminer les accidens dont j'é-
tais témoin , et arrêter les progrès d'une convalescence dont la marche aurait dû être rapide. J'étendis en conséquence mes recherches

et remontant à l'aisselle primitivement affectée ;
j'y reconnus à peu près les mêmes phénomènes
qu'à la région des lombes. Exerçant alors des
mouvemens alternatifs sur l'une et l'autre tumeur ; je sentis distinctement la fluctuation
dont la colonne était, comme on le voit, prodigieusement étendue , et je ne doutai plus
de l'existence d'un abcès dont le foyer com-
prenait toute la peau décollée du côté gauche
du corps.

Le malade dépérissait à vue d'œil ; la fièvre
était forte surtout vers le soir ; la diarrhée et
les vomissemens persistaient malgré l'emploi
varié des moyens dont l'expérience recommande
l'usage ; tout annonçait à la fois et le danger
du mal et le besoin d'ouvrir la poche dans le
lieu le plus déclive. Je communiquai mes
réflexions à MM. Dubernard et Brunet, ap-
pelés en consultation , et bientôt le bistouri
plongé largement dans la région lombaire,
donna issue à une quantité de pus qu'on peut
évaluer à deux pintes. Une pression légère
sur le côté malade en augmentait encore la
sortie , mais ne jugeant pas convenable de
multiplier les attouchemens très-douloureux
dans des circonstances aussi pénibles , nous
laissâmes à la nature le soin d'évacuer le
reste. A peine put-on suffire dans la journée

à remplacer les linges qui en étaient impré-
gnés à l'instant. Le pus était blanc, inodore,
mêlé de quelque flocons celluleux, et, ce qu'il
faut noter avec soin, il offrit constamment les
mêmes caractères ; le malade parut un peu
mieux le soir ; le pouls se releva, les souffrances furent moins fortes, les inquiétudes
moins vives. Il y eut même quelques heures
de sommeil.

Cependant, les évacuations supérieures et
inférieures n'éprouvaient aucun amendement.
Le malade s'affaiblissait de plus en plus : le
pouls réduit à l'état vermiculaire résistait à
peine à la moindre pression et disparaissait
sous le doigt : la langue sèche et noire vers
le fond, indiquait un dessèchement semblable
dans les premières voies : dans cet état désespéré, nous conçumes l'idée, M. Dubernard et moi, de mettre le malade, ou pour
mieux dire l'agonisant, à l'usage de la diète
laiteuse ; à la vérité nous le faisions sans
espoir, mais l'inutilité absolue des moyens
que nous avions jusqu'alors employés, semblait nous autoriser à cette dernière ressource.
Chose merveilleuse ! les vomissemens cessèrent comme par enchantement, ou ne parurent plus qu'à de longs intervalles ; les ti-
raillemens d'estomac cessèrent aussi, et l'in-

fortuné demandant le lait avec avidité conçut un moment d'espérance. Une diarrhée légère fut provoquée par son usage et puissamment combattue par l'eau de chaux.

Les accidens dont je viens de faire la rapide exposition, duraient déjà depuis long-temps. Trois mois s'étaient écoulés depuis l'apparition des premiers symptômes ; et malgré nos soins les plus attentifs et le zèle d'une épouse dont on ne saurait trop faire l'éloge, nous étions loin d'avoir obtenu quelques résultats avantageux. Des circonstances nouvelles vinrent encore accroître nos inquiétudes, et successivement nous vîmes se former sur les divers points de la peau qui étaient primitivement le siège de l'inflammation, quatorze abcès volumineux, dont les uns s'ouvrirent d'eux-mêmes, et dont les autres exigèrent encore l'usage de l'instrument tranchant. Il faut en convenir ; ce n'était qu'à regret que je portais ainsi le bistouri sur un corps que je regardais déjà comme un cadavre, et dont tous les organes paraissaient frappés de mort. Un seul restait encore au milieu de cette extinction générale et donnait quelques espérances. Toujours brillant et humide, fixement attaché sur nous dans des conversations dont il cherchait à deviner l'objet, l'œil restait immobile , et je me rappelle très-bien que dans les réponses nombreuses aux questions plus nombreuses encore qu'une maladie aussi cruelle nous faisait supporter , nous disions toujours : *le malade est sans espérance, et cependant il a l'œil très-bon.*

Nous passâmes ainsi un mois dans ces cruelles alternatives : les quatorze ouvertures donnaient chacune une suppuration énorme ; le malade se fondait en pus , sans que nous puissions nous figurer quelle pouvait être la source d'une évacuation aussi extraordinaire , dans un des côtés du corps dont le tissu cellulaire était entièrement détruit, et dont la peau prodigieusement amincie , ne recouvrait plus qu'un squelette. Les fonctions assimilatoires ne se faisaient plus ; les alimens poussés par des mouvemens lientériques séjournaient à peine dans les premières voies , sans y éprouver les changemens nécessaires à une nutrition générale , et pour mieux dire enfin , l'économie entière ne semblait occupée qu'à une seule fonction , celle de faire du pus. L'affaiblissement croissait chaque jour ; les pieds étaient légèrement enflés , et, chose digne de remarque, au milieu des desquammations fréquentes dont ils étaient le siége , on les vit tourmentés par des démangeaisons qui n'ont pas

d'exemple ; et qui exigeaient constamment la
présence d'une personne , exclusivement chargée de les gratter. Enfin l'œdème parut aux mem.
bres abdominaux dont la grosseur devint
prodigieuse ; les yeux jusqu'alors brillans
s'éteignaient en s'enfonçant dans l'orbite par
l'affaissement du tissu cellulaire graisseux
qui les retient en arrière. Les traits du visage étaient tirés , la peau ridée et les mouvemens de ses muscles convulsifs ; le malade
paraissait dormir de ce sommeil qui tient
à l'épuisement des forces, et que suit une
mort douce et insensible ; le froid des extrémités, un délire sourd, quelques paroles
entrecoupées qu'il prononçait en se recueillant,
tout annonçait une fin prochaine ; et négligeant
cette fois de faire les pansemens accoutumés ,
je bénissais presque le coup qui l'arrachait à
tant de souffrances : eh ! bien, ces symptômes
alarmans ne furent qu'un dernier effort de la
nature pour ressaisir, en quelque sorte, la vie.
Dès ce jour, des signes favorables ont com-
mencé à se manifester. Soutenu par de bonnes
nourritures, des pansemens fréquens et des
soins multipliés, le malade sembla revenir sur
ses pas en s'éloignant de la tombe où il était
si près de descendre : chaque instant marqué
par un mieux bien prononcé, ajoutait encore

à ses forces ; la suppuration diminuait journellement, les ouvertures qui la fournissaient se cicatrisaient d'elles-mêmes, et s'il s'en faisait quelqu'autre, elle avait bientôt une aussi heureuse terminaison. Le pouls reprenait en proportion son étendue, sa force et sa régularité ; l'appétit revenait ; le sommeil tranquille et d'assez longue durée contribuait puissamment au progrès d'une convalescence dont il était la suite favorable, et les plaies du sacrum marchaient sensiblement vers la guérison. Bientôt les mouvemens furent plus libres ; le malade put lever ses membres, se retourner dans son lit, se prêter à ses besoins; la digestion était facile et prompte; l'appétit insatiable, la nutrition était plus marquée, les forces générales chaque jour plus développées, lui permirent alors de marcher dans son appartement; ses jambes insensiblement dégagées reprirent peu-à-peu leur grosseur et leur vigueur naturelles : toutes les évacuations morbides disparurent entièrement, la peau recollée acquit en peu de temps son épaisseur première ; et le malade, aujourd'hui pleinement rendu à la vie et à la santé, ne conserve d'une maladie aussi longue et aussi pénible que le souvenir des dangers auxquels il a été exposé pendant huit mois.

OBSERVATION

D'UN ABCÈS FROID TRÈS-VOLUMINEUX

A LA FESSE GAUCHE.

Mlle. R.... ; âgée de vingt-deux ans ; d'un tempérament très-frêle, et d'une susceptibilité nerveuse extrême, est née d'un père qui jouit d'une bonne santé, et d'une mère qu'une phtysie pulmonaire enleva à la fleur de son âge. Ses règles s'établirent néanmoins au milieu des maladies fréquentes qui ont assiégé son enfance et ont continué même avec assez de régularité. Au mois de mars de cette année, elle fut atteinte de douleurs générales extrêmement vives, dans tous les membres, accompagnées de fièvre, et d'un état de chaleur et de sécheresse à la peau, très-remaquable. Ces douleurs allèrent toujours en augmentant. Bientôt les extrémités inférieures s'allongèrent avec plus de difficulté ; la cuisse restait fléchie sur le bassin ; la jambe sur la cuisse, et les talons appuyant alors continuellement sur le lit, ne tardèrent pas à être le siège d'une rougeur qui rendait la pression plus pénible. La hanche gauche parut principalement affectée : une douleur plus vive et plus constante s'y faisait ressentir sans aucun gonflement sensible, et persista malgré l'emploi de tous les résolutifs que l'on dirigea contr'elle. L'estomac jusqu'alors impassible, s'irrita à son tour : tout ce qu'on plongeait dans sa cavité en était aussitôt rejeté avec violence, et le mouvement antiperistaltique, était tellement facile, qu'il suffisait de l'idée de prendre quelque chose, pour produire le vomissement. Tout ce que la médecine peut fournir dans le régime, les médicamens calmans, délayans, antispasmodiques, soit à l'extérieur, soit à l'intérieur, fut successivement mais toujours inutilement employé. La malade dépérissait à vue d'œil, l'amaigrissement était extrême, le pouls misérable et la peau humectée toute la nuit d'une sueur vraiment colliquative. Ces accidens duraient depuis trois mois. A cette époque je fus appelé pour donner mes soins à la malade, et j'avoue qu'au premier aspect je fus effrayé de son état, et que je ne pus pas concevoir l'espérance de la guérir.

La figure était pâle, tirée ; les yeux caves ; les lèvres décolorées ; la voix à peine sensible ; le cuir chevelu, continuellement humecté

6

d'une sueur froide et fétide ; la peau aride et
brûlante , surtout vers le soir où se manifestait
un état fébrile bien plus prononcé; le pouls vif,
fréquent et presqu'imperceptible au doigt ; les
extrémités abdominales, mais surtout la gauche, crochues; la diarrhée ou pour mieux dire
la lienterie ; les vomissemens très-fréquens, et
l'estomac ne conservant que quelques gouttes
de boisson. La malade n'avait pas dormi depuis
un mois : ses douleurs, quoique générales, se
rapportaient principalement aux talons et à la
hanche gauche. Cette dernière surtout la faisait
cruellement souffrir. Je la visitai avec beaucoup de soin. L'état d'amaigrissement où elle
était plongée, me permettait des recherches
faciles, et après l'avoir parcourue dans toute
son étendue , je reconnus une collection
purulente placée très - profondément sous le
muscle moyen fessier. Le foyer me parut
énorme ; mais la fluctuation ne se faisait
pas encore sentir dans tous les points, car
la collection n'était pas entièrement ache-
vée, et des cloisons cellulaires la divisaient
encore en plusieurs loges. Cette découverte
me laissa voir un jour plus favorable. J'osai
croire ou bien que ce serait un dépôt critique
dont la nature se servait pour guérir la maladie principale, ou bien, que c'était à cette
formation du pus et même à sa résorption que

l'on devait rapporter les accidens. Je m'arrêtai plutôt à cette dernière idée, car les symptômes ne diminuaient pas en proportion de la naissance du pus, comme cela arrive dans les dépôts critiques, et acquéraient même un degré plus grand d'intensité. Il fallut néanmoins patienter encore et attendre que le pus fût totalement formé. Une ouverture prématurée aurait, peut-être, arrêté sa marche; des cata. plasmes maturatifs furent appliqués, et au bout de quinze jours d'angoisses et de douleurs, mais au milieu desquelles la cuisse semblait se mouvoir plus librement, la fluctuation fut évidente, et le flot du liquide se faisait apercevoir dans tous les points du foyer qui de haut en bas s'étendait de la crête iliaque au grand trokanter, et d'avant en arrière, de l'épine supérieure de l'os des îles jusqu'au sacrum. A cette époque je fis assembler une consultation. MM. Viguerie, Larrey, furent adjoints à M. Dubor, mon père et moi qui voyons régulièrement la malade. Tous les consultans ne furent pas d'accord sur la nature du foyer. Les uns croyaient à un abcès critique; d'autres à un déplacement de la tête du fémur, ou bien à une luxation spontanée. La plupart partageait mon opinion, d'un *dépôt froid*; mais tous s'accordèrent sur les dangers

du mal qui leur parut sans remède, et sùr la
nécessité de procéder à l'ouverture de la tumeur,
par une opération qui seule pouvait présenter
quelques chances de succès. L'abcès fut percé
successivement par de petites ouvertures qu'on
avait ensuite le soin de recouvrir d'un emplas-
tique pour en faciliter la cicatrisation, et empêcher ainsi l'introduction de l'air. La sortie du
pus était favorisée par une ventouse ; en un
mot, je mis en usage toutes les précautions qui
constituent le traitement des dépôts froids et
par congestion. La quantité de matière était
énorme, et peut bien être évaluée à trois
pintes. Ses qualités étaient assez louables et
sans avoir tous les attributs d'un pus bien tra-
vaillé, elles n'offraient pas non plus les signes
de celui qui suppose une altération osseuse
préexistante. Dès la première évacuation, la
malade éprouva un mieux sensible : le sommeil
reparut, et la sueur du matin fut moins considérable. Les jours suivans l'estomac supporta
plus long-temps des alimens légers : la cuisse
sensiblement dégorgée permit au genou de
s'étendre, et cette extension en donnant à la
malade la facilité de changer plus aisément
de place, lui procura un grand soulagement.
Enfin après cinq piqûres dont la dernière resta
trois semaines fistuleuse, et laissa sortir une

énorme quantité d'une matière jaune et gommeuse, la malade reprit insensiblement de l'appétit, du sommeil, des forces et un peu d'embonpoint. Des pillules d'extrait de kina parurent alors convenables, pour rétablir les forces digestives. Un mois et demi après l'opération, la malade put faire un tour de promenade dans sa chambre, et d'après mon conseil, elle est allée prendre les eaux d'Ussat, où son rétablissement complet ne s'est pas fait attendre long-temps.

OBSERVATION

SUR UNE FRACTURE DES OS COXAUX.

Considérées commes simples solutions de continuité, les fractures des os qui composent la cavité pelvienne ne présentent qu'un intérêt médiocre, et mériteraient à peine de fixer l'attention du praticien, si des circonstances soit naturelles, soit accidentelles, ne venaient presque toujours en augmenter l'importance et en accroître le danger. Ici, en effet, l'on n'a point à craindre ces déplacemens des fragmens contre lesquels l'imagination des hommes de l'art s'est si souvent exercée dans les fractures des os longs, et qui se jouent encore de leurs efforts impuissans dans les solutions de continuité du col du fémur et de la clavicule. Malgré le peu d'épaisseur des os coxaux, malgré que les pièces osseuses se touchent par des surfaces peu étendues, elles ne perdent presque jamais leurs rapports naturels, et les muscles placés à l'intérieur et à l'extérieur, tapissant et s'attachant à la fois à leur face interne et externe, remplissent les fonctions d'atelles, et les maintiennent dans un contact immédiat si favorable à leur consolidation.

--Mais si l'on fait attention aux dispositions anatomiques du bassin, aux usages qui lui, sont confiés, aux organes précieux qu'il renferme, aux parties molles et épaisses qui le recouvrent et semblent le protéger contre l'injure des corps extérieurs, enfin si l'on mesure la force prodigieuse avec laquelle doivent agir les puissances pour en rompre la continuité, c'est alors que l'on reconnaît combien il est important de prévenir les suites funestes qui doivent en être la conséquence nécessaire, et l'usage indispensable d'une médecine prompte et active. L'histoire de la chirurgie nous offre des exemples assez nombreux de ces fractures; mais produites le plus souvent par une violence extrême, presque toujours, la contusion des organes que cette cavité renferme, les grandes infiltrations sanguines, les inflammations intenses, les dépôts énormes, et la mort en ont été le résultat effrayant. Quelquefois cependant plus heureux, le praticien a vu ses efforts couronnés d'un plus grand succès, et l'observation suivante en est peut-être l'exemple le plus frappant.

François *Letourneur*, âgé de quarante ans, d'un tempérament sanguin, était occupé à fixer sur une charrette des objets dont il avait fait l'achat, lorsque la corde vient à se rompre. Privé de point d'appui, et sa position favorisant d'ailleurs sa chute par les efforts qu'il était obligé de faire, il tombe d'une hauteur assez considérable sur l'essieu de la voiture, et reste étendu à terre dans une parfaite immobilité. Transporté dans l'auberge voisine, il offrit les symptômes suivans : contusion forte sur différentes parties du corps, mais beaucoup plus marquée à la hanche gauche, où l'on voyait une plaie profonde d'environ un pouce'd'étendue ; impossibilité de mouvoir l'extrêmité pelvienne correspondante ; crépitation sensible au moindre mouvement du bassin ; fragmens osseux manifestement sentis par le doigt index introduit dans la blessure des parties molles. A tous ces signes pouvait-on méconnaître une fracture de l'os des îles, produite par la clef de l'essieu dont une des extrémités avait traversé la hanche un peu obliquement à deux ou trois travers de doigt de la fosse iliaque, divisé les tégumens, le tissu cellulaire, l'aponévrose, les muscles, et atteint l'os innominé dont elle avait produit une solution de continuité en étoile. Faire observer un repos absolu, prévenir les accidens qui étaient à redouter, et dissiper les symptômes locaux qui s'étaient déjà manifestés : telles étaient les indications qui s'offraient naturelle-

ment et qui nécessitaient l'usage de larges saignées, et de topiques vulnéraires assujétis par
un bandage de corps , appareil simplement
contentif , car ici l'art privé des moyens qu'il
emploie souvent avec succès dans d'autres
fractures , se trouve entièrement réduit à une
médecine prophylactique. Peu de sommeil pendant la nuit , douleurs vives augmentées par
le moindre mouvement. Le lendemain de l'accident, nouvelle saignée , réitérée le soir et le
surlendemain ; diète rigoureuse. La fièvre se
développe le troisième jour , le gonflement et
la douleur deviennent plus intenses. Pénétrés
du danger de cette maladie, nous nous déter-
minâmes mon père et moi , après en avoir
conféré avec MM. Larrey et Viguerie, à agrandir la plaie extérieure dans la double intention de frayer une issue facile au pus et aux
esquilles qui ne manqueraient pas de sortir , et de rendre plus aisée l'application
du trépan dans le cas où les signes d'un
épanchement sanguin ou purulent dans l'intérieur de la fosse iliaque viendraient à se
manifester. Convenablement agrandie , la plaie
laissa toucher à nud le muscle iliaque et fut
remplie de bourdonnets de charpie assujettis
par un appareil méthodique. Le malade qui
avait beaucoup souffert pendant l'opération

n'eut point de repos de toute la journée. Cependant les accidens se calmèrent peu à peu,
la fièvre disparut, la suppuration commença
à s'établir ; sanieuse d'abord et très-abondante,
elle diminua insensiblement de quantité et
prit des caractères louables. Permission d'alimens légers et de facile digestion. Progrès
sensible vers la cicatrisation. Le trentième
jour de la maladie, *Letourneur* peut s'asseoir
dans son lit sans éprouver aucune douleur,
la station pénible et difficile même à l'aide
des béquilles, devient sensiblement plus facile
et plus assurée ; le 46ᵉ jour les symptômes locaux sont entièrement disipés, et le 52ᵉ la
guérison étant complette permit à *Letourneur*
de retourner dans son pays.

J'ai reçu long-temps après de ses nouvelles,
et j'ai appris qu'il avait constamment joui
d'une bonne santé.

Cette guérison prompte et radicale est d'autant plus intéressante, que vu le délabrement
considérable dont la plaie était compliquée,
elle n'a été retardée par aucun symptôme
alarmant, ni par un épanchement intérieur,
qu'on avait surtout à redouter chez un homme
fort et vigoureusement constitué.

- OBSERVATION

SUR UNE AMPUTATION DE LA CUISSE.

JE fus appelé il y a quelque temps à Rabastens département du Tarn , pour y voir un
malade qu'on me dit être atteint d'une maladie
articulaire au genou droit. Les rapports que
m'en avait fait le médecin (1) aux soins duquel
il était confié, ne me laissèrent aucun doute
sur la nature du mal, et les accidens me parurent arrivés à ce point qui exige l'amputation
du membre. Je conseillai donc de préparer
convenablement le malade et je me transportai
deux jours après auprès de lui. J'appris que
dans son bas âge il avait été sujet à une toux
extrêmement forte et qui n'avait cédé tout à
fait qu'à l'application d'un vésicatoire au bras ;
que pendant sa jeunesse il avait éprouvé différentes maladies et notamment une fièvre maligne compliquée d'érysipèle du genou et de la
jambe ; que la plaie qui survint à cette dernière était guérie spontanément, mais que plu-

---

(1) M. Beringuier.

sieurs dépôts s'étaient successivement formés
depuis au genou, dont les uns s'étaient ouverts
d'eux-mêmes et les autres avaient exigé les secours de l'art. La maladie de l'articulation
existait déjà depuis huit années, et depuis
cette époque ce jeune homme ne marchait plus
sans secours étranger. Le genou avait acquis
le volume de la tête d'un enfant. Percé de huit
ouvertures fistuleuses, il n'offrait plus qu'une
masse informe dont les mouvemens étaient entièrement détruits. La cuisse et la jambe fortement fléchies l'une sur l'autre étaient dans un
état de maigreur tel qu'on pouvait presque en
embrasser la circonférence avec le pouce et
l'index réunis. Depuis dix-huit mois les souffrances étaient horribles. Elles se renouvel-
laient surtout avec plus de fureur à la formation de chaque abcès, et au plus léger obstacle
que le pus trouvait à sortir. Le malade dépérissait à vue d'œil. Privé de sommeil et d'appétit, tourmenté par des douleurs continuelles
et épuisé chaque jour par l'effet d'une fièvre
lente qu'augmentait à chaque instant la résorption du pus; en proie à une diarrhée presque
lientérique, son existence ne se soutenait
encore que par la force de l'âge. Tout annonçait une mort prochaine, et dans la vue ou du
moins dans l'espérance d'arrêter la marche des

accidens, je proposai l'amputation du membre
comme la seule ressource qui nous restait. Je
ne dissimulai pas cependant aux parens du malade, ainsi qu'aux médecins qui voulurent bien
se joindre à moi, combien peu favorables étaient
les circonstances où le malade se trouvait placé, et quoique *Bell* recommande avec beaucoup de soin cet état d'épuisement dans la
pratique des grandes opérations, et qu'en effet
la nature se plaise à confirmer la justesse de ce
précepte, il me semblait néanmoins que dans
ce cas les symptômes avaient un peu dépassé
la mesure, et que la faiblesse extrême du malade qu'un léger soufle de vie animait encore,
ne suffisait pas pour faire les frais de cette
guérison. Mais le malade devait inévitablement
succomber : son âge offrait quelque rayon
d'espérance et je suivis l'axiôme de Celse,
melius est anceps quam nullum.

Assisté de plusieurs élèves qui se trouvaient
alors dans le pays, et surtout de M. Beringuier
médecin à Rabastens, je pratiquai l'amputation
de la cuisse à la partie moyenne de ce membre
et à l'endroit où la peau me parut conserver
ses qualités naturelles. L'opération n'offrit rien
de bien remarquable. Je m'appliquai surtout à
éviter l'effusion du sang, et mes efforts furent
si heureusement secondés que le malade n'en

perdit pas plus d'une once, encore même
était-ce du sang veineux, sans que néanmoins
je fisse la ligature avant la résection de l'os.
Je dois cependant noter comme assez rare, le
courage que montra cet infortuné. Au milieu
de l'opération, un des assistans éprouva un
serrement de cœur assez considérable et pâlit
beaucoup. Le malade s'en aperçut et l'appellant
de son nom l'invita à se retirer et à prendre
l'air. Ce calme, ce sang froid ne me déplurent
pas. J'en tirai même un augure favorable, car
dans le petit nombre des opérations majeures
que j'ai faites, et dans le nombre bien plus
considérable de celles que j'ai eu occasion de
voir faire, je me suis convaincu de l'influence
que les affections morales exercent sur leurs
succès. Le pansement fut fait d'après la méthode ordinaire et sans apporter dans les ligatures des artérioles et l'application des bande-
lettes ces précautions minutieuses que les anglais ont tant recommandées, je me contentai
de rapprocher les bords de la plaie, n'ayant
point à craindre ici cette force de mouvemens
contractiles qui se remarquent quelquefois sur
des blessés robustes. Le malade reporté dans
son lit y éprouva bientôt une légère réaction.
Les pommettes étaient rouges ; le pouls fréquent et élevé ; l'altération et le malaise assez

marqués. Ces accidens se dissipèrent sur le soir et se manifestèrent encore à plusieurs reprises dans la nuit accompagnés de bouffées de chaleur. Le lendemain 23 il y eut un peu de calme : mais, vers le soir le bas ventre fut tendu et très-sensible et la nuit se passa sans sommeil.

Le 24, même état que la veille : le pouls plus développé , le moignon douloureux avec un sentiment assez considérable , et les urines jusqu'alors abondantes et limpides, devinrent tout-à-coup rares et sédimenteuses. Le régime observé jusqu'alors avait été extrêmement sévère. Des bouillons légers , une ample boisson , quelques cuillerées d'une potion calmante pour prévenir les accidens nerveux , et la plus grande tranquillité physique et morale en étaient les bases principales.

Le 26, le malade éprouva un mieux qu'il n'avait point encore senti. Le pouls est plus égal et plus régulier ; le ventre plus souple, la soif moins grande, la nuit il y a plusieurs heures consécutives d'un sommeil profond.

Le 28, sixième jour de l'opération, on lève le premier appareil. La plaie laisse s'écouler une très-grande quantité de sanie très-fétide ; ses bords sont légèrement tuméfiés ; sa surface encore blafarde ; le moignon est très-peu douloureux et la fièvre est à peine sensible.

Du 28 au 1.er octobre, la plaie prend une
couleur plus vermeille ; les bourgeons charnus
se développent ; le pus est moins sanieux et
plus consistant : mais à cette époque, le malade éprouve des cardialgies, des palpitations,
des insomnies, des terreurs paniques ; on
permet des bouillons au riz, un peu de bon
vin, et ces symptômes se dissipent par leur
usage.

Les jours suivans confirment cette amélioration : le malade reprend à vue d'œil une couleur de chair qu'il avait depuis si long-temps
perdue ; le pouls est presque naturel ; l'appétit
très-bon, les digestions faciles et les selles
régulières : la suppuration en très-petite quantité, diminue néanmoins tous les jours ; et dès
le 14, la plaie est réduite à dix lignes de diamètre. Le 20, les ligatures se détachent et le
40.e jour après l'opération la cicatrice est entière et le malade rendu à la vie et à la santé
se promène déjà dans ses appartemens à l'aide
d'une béquille. J'ai eu il y a quelques mois l'occasion de le voir à Toulouse, et il m'aurait
été impossible de le reconnaître, si l'absence de
son extrémité ne l'avait aussitôt rappellé à mon
souvenir.

Telle est en raccourci l'histoire de cette
amputation que le plus grand succès a suivie

et qui nous parut-d'abord indispensable. L'examen anatomique du genou ne nous laissa pas
de doute sur sa nécessité, et sur l'impossibilité
de rendre à l'articulation ses caractères physiologiques. Les ouvertures fistuleuses dont il
était percé communiquaient toutes dans la cavité articulaire ; la peau, le tissu cellulaire,
les ligamens et les fibres profondes du tendon
du triceps crural, étaient entièrement désor-
ganisés, et réduits en une substance homogène
et lardacée. Des foyers de suppuration se ren-
contraient çà et là dans ce tissu morbifique
et communiquaient aussi avec l'articulation.
Les condyles articulaires des os longs offraient
des signes d'une carie déjà très-profonde. Dès
le principe on aurait dû sans doute employer
les applications vésicantes, le moxa si ardemment
recommandé par *Pouteau*, et le seton lui-
même. On se contenta de mettre en usage les
linimens, les cataplasmes, et les eaux minérales de Barèges. Le mal continua de marcher,
les accidens s'accrurent et l'amputation devint
le seul moyen de salut.

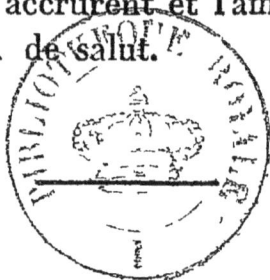

7

MÉMOIRE

SUR LA DÉNUDATION DES OS.

Recouverts de parties molles , dont la nature et l'épaisseur varient suivant les régions
du corps où on les examine, les os peuvent
par une cause quelconque , être privés de
ces enveloppes naturelles qui protègent leur
existence, et la défendent contre l'injure des
corps extérieurs, et se présenter sous cet état
que l'on nomme dénudation des os.

Rien ne serait moins propre à donner des
notions exactes sur la dénudation des os , que
d'en tracer l'histoire d'une manière générale ;
et de rassembler ainsi dans un même cadre ;
des objets qui méritent une attention particulière. Quelle foule de circonstances, soit inhé-
rentes à l'os lui-même , soit dépendantes de la
cause de la lésion', peut , en effet, apporter
des changemens dans la marche de ces phénomènes !

Divisées par l'instrument vulnérant, tantôt
les parties molles sont totalement enlevées de
dessus les organes qui éprouvent alors une véritable perte de subtance; tantôt au contraire ,
séparées dans un point seulement de leur éten-

due, mais adhérentes encore par leur base,
elles représentent un lambeau dont la grandeur
et l'étendue sont sujettes à varier, et qui offre
des indications différentes, suivant l'état dans
lequel on le trouve. Est-il médiocrement contus, les fluides vivifians arrosent-ils encore la
substance, on doit alors le réapliquer sur les
parties qu'il recouvrait naturellement, et se
conduire comme dans la réunion des plaies simples par première intention. Bientôt des bourgeons charnus s'élèveront de toute l'étendue de
la surface saignante, contracteront des adhérences mutuelles, et l'on aura ainsi accéléré les
progrès d'une guérison que la suppuration ou
l'exfoliation auraient rendu beaucoup plus longue. Mais le lambeau a-t-il éprouvé une contusion violente? Escarre insensible, a-t-il cessé
de recevoir l'influence de la vie générale, y
existe-t-il, enfin, une véritable mort? La réunion si avantageuse dans le premier cas, et
que l'on peut tenter sans inconvéniens, sera
du moins inutile, et la plaie ne pourra guérir
que par la supuration ou l'exfoliation,

La cause vulnérante ne borne pas toujours
ses effets aux parties molles, quelquefois les
os eux-mêmes éprouvent une lésion plus ou
moins profonde, et alors à la dénudation, se
joint encore la contusion de leurs lames exté-

rieures. Enfin ; privés des enveloppes qui les
recouvrent, les os peuvent avoir été long-temps
exposés au contact de l'air, ou avoir subi l'action malfaisante de substances nuisibles que
des mains inhabiles y ont inprudemment appliquées.

Telles sont les circonstances qui peuvent se
rencontrer dans la dénudation des os , et qui
font varier le traitement que les praticiens doivent mettre en usage.

Faut-il partager encore les fausses opinions
que les anciens avaient sur cette dénudation ,
et distinguer avec eux l'exfoliation, (c'est ainsi
que l'on nomme le détachement des lames extérieures de l'os , par les forces de la nature) en
exfoliation sensible et en exfoliation insensible ?
Cette division n'est-elle pas établie plutôt d'a-
près une simple analogie , que d'après les résultats d'une observation attentive , et ne doit-
on pas la reléguer parmi ces distinctions pué-
riles qui embarrassent l'art , sans en rendre
l'étude plus facile ?

Suivons , en effet, l'idée qu'ils ont attachée
à cette exfoliation insensible et les phénomènes
qui l'accompagnent.

Les os spongieux, arrosés d'une grande quantité de vaisseaux sanguins, comme le sternum ;
les os de la boëte osseuse du crâne des en-

fans , etc. ; ceux, en un mot, dans lesquels la
vie se manifeste par des caractères plus tran-
chés , sont spécialement affectés de cette pré-
tendue exfoliation insensible. Mis à nud et dé-
pouillés de leurs parties molles , on voit au
bout de quelques jours leur surface devenir plus
rouge , plus sensible , le tissu cellulaire se dé
velopper , les vaisseaux acquérir des dimensions plus considérables , des bourgeons charnus, comme on les appelle , naître de toutes
parts , et contracter avec les organes voisins des
adhérences qui terminent la guérison sans une
perte de substance osseuse apparente. Telle est
l'exfoliation insensible des anciens. Mais existe-
t-elle réellement ? Peut-on supposer avec eux
que les lames extérieures réduites en poussière
sont dissoutes et entraînées par la matière purulente ? ne serait-il pas au contraire plus conforme aux lois d'une saine théorie fondée sur
l'observation , de dire qu'il ne se fait point
d'exfoliation , que l'os ne subit, aucune perte
de substance, mais que, mouillé par une grande
quantité de sucs , son tissu se ramollit, éprouve
un véritable état de carnification , et se réunit
aux parties qui l'environnent ou qu'on lui applique. Les bourgeons charnus nés sur les endroits fracturés , ou sur l'extrémité des os
après l'amputation , nous présentent presque

toujours les mêmes phénomènes , et ne sont, comme l'à reconnu *Bichat* , que l'extension du tissu cellulaire , qui se trouve pénétré d'une trop grande quantité de phosphate calcaire pour être aperçu dans l'état naturel.

Les os ne jouissent pas cependant toujours de qualités aussi favorables , et leur dénudation n'est pas toujours accompagnée de circonstances aussi heureuses. Plus rapprochées et plus compactes , moins arrosées par les fluides réparateurs , les lames qui composent le tissu des os plats en général et de la partie moyenne des os longs , peuvent encore avoir éprouvé une contusion plus ou moins forte de la part de l'instrument vulnérant , ou avoir resté trop long-temps exposés au contact des corps extérieurs. Frappée de mort, la portion osseuse dénudée doit nécessairement être séparée de l'organe dont elle faisait partie, et c'est alors qu'il y a vraiment une exfoliation que tous les moyens de l'art ne sauraient empêcher.

Que la nature me paraît grande dans ses plus petites opérations ! Quelle uniformité dans sa marche , quelle simplicité dans ses moyens et en même temps quelle richesse dans ses résultats ! Tout se lie , tout se tient dans le corps de l'homme. C'est toujours le même principe qui anime tous nos organes et qui préside à leurs nombreux travaux. En voyant la chaîne non interrompue qui lie toutes les fonctions de l'économie , peut-on s'empêcher de reconnaître dans la machine humaine , ce cercle ingénieux *d'Hypocrate* , dont le centre est partout , et la circonférence nulle part !

L'organisation des parties molles au premier coup d'œil, si différent de celle des parties dures , n'en est pas cependant aussi éloignée, que la simple inspection pourrait d'abord le faire croire. L'analise chimique, et les préparations anatomiques , en les réduisant presque toutes aux mêmes élémens, semblent établir entr'elles un commencement d'analogie que les phénomènes pathologiques ne servent qu'à fortifier davantage. Dès le premier jour de la conception, peut-on distinguer au milieu de petits corps gélatineux dont toutes les parties paraissent homogènes , celle qui est destinée à former un os , d'avec celle qui doit former un muscle ? On est frappé de la ressemblance qui existe entre l'escarre des premières et la nécrose des secondes , et comme les circonstances qui accompagnent l'extinction des propriétés vitales dans leur tissu sont plus marquées dans les parties molles , leur exposition précédera avantageusement celles du mécanisme de l'exfoliation.

Privée de la vie, une portion de peau, par exemple, ne tarde pas à perdre sa couleur naturelle. D'abord pâle, puis brune, ensuite noirâtre, on la voit successivement revêtir ces trois couleurs différentes. Bientôt il se forme autour de cette partie désorganisée, que l'on connaît sous le nom *d'escarre*, un cercle inflammatoire qui peu rouge dès le principe, prend peu à peu une couleur plus foncée. La tension et la douleur se manifestent alors sur la partie qui en est le siège. Bientôt la ligne de démarcation, peu large d'abord et peu profonde, entre l'escarre et les parties molles encore vivantes, augmente dans l'une et l'autre de ces dimensions. La rainure qui en résulte et qui croît toujours en largeur, permet l'écoulement facile de la sanie purulente dont on augmente la quantité en pressant sur la partie détruite ; des bourgeons charnus s'élèvent de son fonds, l'escarre semble revenir sur elle-même et diminuer d'étendue ; jusqu'alors fortement adhérente, elle obéit aisément au corps qui la presse; ses bords se renversent en dehors; enfin au bout d'un temps plus ou moins long, 15 à 20 jours, suivant les forces de l'individu, la substance comme filamenteuse qui l'unissait aux parties sous-jacentes étant détruite, elle tombe, et sa chute laisse voir au dessous une surface hu-

mide, rouge, grenue, véritable plaie qui suppure et qui ne demande alors que les remèdes
propres à ce genre de solution de continuité.

Quelle identité frappante entre les phénomènes que nous venons d'exposer et ceux qui
précèdent et accompagnent l'exfoliation ! La
portion osseuse dénudée, change de couleur
et de consistance. Naturellement blanc, l'os
prend alors une teinte jaune, qui devient chaque jour plus foncée, et finit même par présenter un aspect noirâtre, lorsque la dénudation est ancienne et que la séparation se fait
attendre long-temps. Gardons-nous cependant
de regarder cette couleur noire comme essentielle et inséparable de la maladie. Ce serait
juger comme constante une circonstance purement accidentelle ; elle dépend absolument du
contact de l'air, et n'est pas un phénomène
propre à la mortification. Ne voit-on pas tous
les jours, en effet, le sequestre d'un os long
présenter cette couleur noire dans la portion
de son étendue qui est exposée au contact de
l'air, et conserver sa couleur blanche naturelle,
dans celle qui est soustraite à l'action de ce
fluide ? Bientôt une ligne de démarcation
s'établit entre la portion vivante et la portion
morte ; celle-ci devient insensiblement vacil-
lante ; comprimée, elle permet l'issue d'une

plus ou moins grande quantité d'un fluide sanieux, et rend, si on la percute, un bruit sec,
semblable à celui qui se fait entendre lorsqu'on
frappe une lame de bois très-mince. Enfin, au
bout d'un temps plus ou moins long, sa portion dénudée se sépare , le fluide situé au-dessous s'écoule, et les parties subjacentes se présentent alors avec les caractères d'une solution
de continuité qui suppure et qui marche d'elle
même vers la cicatrisation.

Tous ces phénomènes, dont il est impossible de contester la ressemblance, ne marchent
pas sans doute dans les deux cas avec la même
rapidité. Soumis entièrement à l'influence des
propriétés vitales , leur succession doit être
d'autant plus prompte, que la vie est plus
énergique dans les organes qui en sont le
siège ; et si la séparation des parties molles
gangrenées et détruites s'opère dans les quinze
ou vingt premiers jours de la maladie ; cin-
quante ou soixante suffisent à peine pour l'exfoliation complète d'une portion d'os nécrosée.

J'omets à dessein une foule d'autres circonstances, tirées de l'âge et de la constitution du
sujet, de la partie qui est affectée, etc. , lesquelles peuvent retarder ou accélérer le travail
de la nature dans cette séparation. Je dois cependant indiquer , que dans quelques cas ,

l'activité locale de la partie est si grande, et
le développement du réseau vasculaire si prompt
et si étendu, que l'os en serait bientôt recouvert et comme enchatonné, si on ne réprimait
cette exhubérance avec les caustiques, tandis
qu'il est des cas, au contraire, ou cette action
est pour ainsi dire nulle ; les parties molles
qui entourent l'os dénudé se cicatrisent sépa-
rément, et la pièce osseuse complettement desséchée, raboteuse et noire, exhale une odeur
fétide toute particulière.

Traitement. Faussement persuadés que l'exfoliation des os était une conséquence nécessaire et inévitable de leur dénudation, les
anciens, bien loin de réappliquer les parties
molles qui forment dans quelques cas un lambeau assez étendu, le tenaient au contraire
écarté de la surface osseuse dénudée, et pour
hâter les progrès de la séparation des lames
extérieures, mettaient en usage les remèdes
stimulans, comme l'alcool, les absorbans et
les différentes teintures de myrrhe, d'aloès, etc.
Combien cette pratique s'éloigne des préceptes qui guident aujourd'hui le médecin ! J'ad-
mire quelquefois la marche successive de l'esprit de l'homme dans cette vaste carrière, et
l'impulsion plus ou moins forte que chaque
âge imprime à la science. Que d'opinions à

combattre , que d'obstacles à renverser! La vérité cependant armée de son flambeau dissipe
tôt ou tard le voile ténébreux qui l'enveloppe;
et triomphante , vient élever son trône sur les
débris fumans de l'erreur et du préjugé. Mais
sans, revenir sur la conduite quel epraticien doit
suivre dans le cas où il existe un lambeau de
parties molles, nous allons examiner celui ou
l'instrument a produit une perte réelle de substance , et où l'os a resté plus ou moins long-
temps exposé au contact des corps extérieurs.

L'exfoliation devient alors presque indispensable. Elle est nécessaire si les lames extérieures ont éprouvé une contusion. Cette opération est entièrement dépendante des forces
conservatrices de la nature. L'art peut seulement en faciliter le mécanisme en éloignant
les obstacles, et hâter ses progrès. Mais pour
obtenir ce résultat, quelle foule de moyens
l'imagination séduite par de fausses théories
n'a-t-elle pas enfantés ! Les spiritueux, les bal-
samiques , les absorbans , le trépan perfora-
tif, le trépan exfoliatif , etc. , ont tour à tour
brillé sur la scène médicale , et tombés dans
l'oubli qu'ils méritaient , ne figurent plus aujourd'hui que dans l'histoire de nos erreurs.

Long-temps préconisées dans la médecine
antique, les applications spiritueuses, comme

les teintures de myrrhe , d'aloès, le nitraté de
mercure liquide , etc. , sont entièrement pros-
crites de la pratique moderne. Rendons grâce
à la noble hardiesse de *Monro*. Le premier, il
osa secouer le joug du préjugé , et s'éloignant
de cette pratique vulgaire que le temps et l'autorité des grands maîtres semblaient mettre à
l'abri de toute réforme, substituer à ces remèdes incendiaires les corps huileux et relachans. D'après la série nombreuse des belles
expériences du docteur *Tenon* sur les animaux
vivans, peut-on douter encore de la bonté de
cette méthode ?

La surface de l'os dénudé doit-elle en effet
se recouvrir de bourgeons charnus sans exfoliation préliminaire? L'application de ces médicamens , en relachant le tissu de l'organe ,
favorise le développement des vaisseaux et
du tissu cellulaire , et imprime aux phénomènes de cette carnification une marche plus
prompte et plus rapide. L'os fortement contus,
doit-il nécessairement s'exfolier ? les mêmes
topiques en produisant les mêmes effets , ne
hâtent-ils pas évidemment les progrès de cette
séparation?

Les applications spiritueuses, au contraire,
en fronçant les mêmes parties au développement rapide desquelles tient la promptitude

de l'exfoliation , bien loin de la prévenir ou de
l'accélérer , doivent la rendre nécessaire dans
le premier cas , et la retarder dans le second;
et ne doit-on pas craindre d'ailleurs que leur
action se portant plus loin que la partie sur laquelle on les applique, la mortification ne s'em-
pare de parties osseuses encore vivantes !
N'a-t-on pas vu cet effet survenir à la suite de
l'application imprudente du nitrate de mercure
liquide (eau mercurielle), dans la vue de procurer la chute de l'extrêmité de l'os qui dépassait le moignon après l'amputation d'un
membre !

Ici, cependant, se présente une objection que
l'analogie que nous avons dit exister entre
l'escarre et la nécrose, fait naître naturellement. On ne manquera pas d'opposer en effet
que dans la gangrène des parties molles, on
emploie tous les jours des remèdes spiritueux
et toniques, et qu'on n'aperçoit pas la raison
qui peut les bannir du traitement des gangrènes
osseuses. Qu'est donc devenue cette identité,
cette ressemblance parfaite ?. Spécieux en apparence, ce raisonnement s'évanouit cependant à la
moindre réflexion. Si l'on considère les cas où ces
topiques conviennent, on verra que c'est surtout
dans les gangrènes produites par un principe
intérieur ou par une cause locale vivement dé-

bilitante que le praticien doit tenir une semblable conduite ; et alors ce n'est, ni pour rétablir l'exercice des fonctions dans une partie,
où la circulation s'est éteinte avec la vie, ni
pour en faciliter le détachement, qu'il emploie
les remèdes connus sous le nom d'antisepti-
ques, mais bien pour stimuler les parties en-
vironnantes, réveiller leur action engourdie,
et y produire une véritable insurrection locale,
seule capable de résister efficacement à l'action délétère du principe morbifique et d'arrêter les progrès destructeurs d'une gangrène rapide. Lorsque ses efforts sont couronnés de
succès, ne le voit-on pas suspendre l'usage de
cette méthode stimulante, et ne se servir que
des topiques doux et relachans ?

Ne puis-je pas demander à mon tour ce
qu'est devenue l'objection que je viens de
combattre ? Ne sert-elle pas plutôt à fortifier
qu'à détruire la ressemblance qui existe entre
ces deux affections ?

En vain on mettra en usage le trépan per-
foratif. Peut-on espérer de hâter la chute d'une
escarre en y pratiquant plusieurs ouvertures ? N'a-
vons-nous pas même à craindre ici que l'os cri-
blé de trous ne donne passage à des bourgeons
qui passant au travers de ces perforations nombreuses, et se développant ensuite à sa sur-

face, ne simulent de véritables clous ; et ne
retardent ainsi l'exfoliation que l'on voulait
accélérer ?

On ne favorise pas davantage la séparation
d'une portion d'os dénudée, au moyen de la
rugine ou du trépan exfoliatif, qu'on ne hâte
la chute d'une escarre en enlevant les tranches les plus superficielles de son épaisseur.
C'est encore à de fausses théories et à des
explications peu raisonnées, des phénomènes
qui ont eu lieu dans l'exfoliation qu'est dû
l'emploi de cet instrument dans la dénudation
des os. Persuadés que la séparation des lames
osseuses était une fonction purement méca-
nique, et qu'elle dépendait entièrement de
la pulsation réitérée, et de la percution continuelle que les artères placées au-dessous exer-
çaient contr'elle, les anciens voyaient dans cet
amincissement de l'épaisseur de l'os, un moyen
efficace de diminuer la résistance, et de faciliter l'exfoliation. Pour montrer le vide de cette
hypothèse ingénieuse, il suffit de penser que
bien loin d'être une opération purement mé-
canique, l'exfoliation est au contraire soumise,
entièrement aux forces de la partie, qui en est
le siège et que la nature emploie le même espace de-temps à détacher une portion d'os,
quelle que soit d'ailleurs son épaisseur.

OBSERVATION

SUR UNE FIÈVRE PERNICIEUSE INTERMITTENTE,
CHOLÉRIQUE ET DYSENTÉRIQUE TIERCE.

SI l'on ne peut pas absolument nier que les fièvres intermittentes pernicieuses fussent connues des anciéns, si dans les ouvrages d'Hyppocrate, de Cœlius Aurélianus, d'Avicenne, étc., on peut rencontrer quelques traits qui prouvent qu'elles n'avaient point échappé à leur génie observateur, il faut convenir cependant que les modernes seuls en ont bien tracé l'histoire, et posé surtout les bases d'un traitement qu'ils ont pour ainsi dire inventé. C'est principalement à Morton et à Torti, que l'on est redevable des plus belles leçons sur cette matière importante ; et l'on sait avec quelle sagacité le célèbre praticien de Modène est parvenu à les reconnaître et à les suivre au milieu des métamorphoses nombreuses qu'elles peuvent subir. Il est peu de maladies, en effet, susceptibles de revêtir autant de caractères et de prendre tant de masques différens. Empruntant à presque toutes les lésions leurs formes

8

extérieures, elles s'offrent rarement au médecin avec les mêmes traits. Déjections alvines,
vomissemens bilieux, syncope, délire, perip-
neumonie, épilepsie, rhumatisme, néphrite,
l'hydrophobie elle-même, comme l'a observé le
professeur Dumas, elles mettent tout à contribution, et c'est au milieu de ces changemens multipliés, de ces déguisemens divers,
que le médecin doit établir son diagnostic,
réconnaître son ennemi à travers son enveloppe
insidieuse, et combattre ce véritable Prothée
avec les armes que lui fournit la pratique.

Il suffirait presque de ce seul caractère, de
cette inconstante mobilité qui sans rien changer au fonds de la maladie en déguise seulement la forme, pour justifier les nosologistes
qui ont rangé parmi les névroses les fièvres
dont nous parlons. Tout, en effet, y porte l'empreinte d'une lésion des nerfs, d'une atteinte
violente à la sensibilité, sans supposer néanmoins l'existence d'une lésion organique, car,
comme l'observe très-bien Sénac, le trouble
extrême des fonctions, les douleurs qui se
manifestent dans tel ou tel viscère de l'économie animale, n'annoncent pas toujours une inflammation des parties qui en sont le siége.
Eternelle vérité qui doit être soigneusement
retenue dans la pratique de la médecine, afin.

d'éviter les plus funestes erreurs. Mais hâtons-
nous d'ajouter un nouveau fait à ceux qui exis-
tent déjà dans les annales de la science, et où
l'on voit la médecine rivaliser presque de certitude avec la chirurgie.

M. Joseph C...., âgé de 28 ans, d'une constitution faible et bilieuse , jouissait cependant d'une assez bonne santé. Après un séjour
prolongé à la campagne pendant une saison
froide et humide , il fut atteint d'accès de fièvre qui portaient principalement à la tête , et
occasionnaient des céphalalgies extrêmement
violentes. Les évacuans et un peu de kina les
dissipèrent bientôt, et depuis deux mois le
malade était rendu à la santé et à ses occupations ordinaires. Le 7 décembre 1813, vers
midi, sans cause connue, il éprouva un léger
frisson accompagné de douleurs vives dans l'abdomen , de vomissemens bilieux et de déjections alvines abondantes. Il attribua ces phénomènes à une indigestion produite par l'usage
d'une salade mêlée qu'il avait mangé la veille,
et réclama mes conseils. L'intensité des accidens, la force et la répétition des vomissemens et des déjections, les douleurs vives qui
précédaient , la faiblesse et la concentration
du pouls, la décoloration de la face , l'abattement des traits , la sueur froide qui couvrait

le front, ne me permirent point de partager
son avis, et je reconnus évidemment l'existence
d'un *cholera morbus*, contre lequel je n'em-
ployai d'abord qu'une ample boisson adoucissante et une diète rigoureuse. Tous ces symptômes cessèrent spontanément à cinq heures
du soir ; le malade reposa toute la nuit, et
plus fortement persuadé que jamais qu'il n'avait
eu qu'une indigestion , il reprit le lendemain
sa manière de vivre et ses occupations journa-
lières. Le 9, il sortit encore dans la matinée,
et ne rentra chez lui qu'à une heure. Rien
n'avait annoncé le moindre évènement , lors-
-que tout d'un coup on vit se reproduire les
mêmes accidens avec plus d'intensité que la
première fois. Les douleurs précordiales étaient
horribles ; les vomissemens et les déjections
presque sanguinolentes , étaient suivies de
syncope ; le pouls était à peine sensible ;
la sueur froide , abondante ; la langue sèche
et rugueuse ; le corps agité par des mouvemens convulsifs , et les traits du visage
tellement altérés qu'on avait de la peine à le
reconnaître. A sept heures le calme se rétablit : quelques gouttes d'hoffman avec l'eau de
fleur d'orange furent administrées , et la nuit
fut assez tranquille.

La répétition des accidens, leur retour pé-

riodique , l'état de calme qui leur succédait ;
me firent regarder cette maladie comme essentiellement fébrile , et je reconnus dans tous
ces symptômes une *fièvre intermittente per-*
nicieuse , *cholérique et dysentérique sous le*
type tierce. L'accroissement si violent et si
rapide des accidens ; l'état d'anéantissemeut et
de défiguration où le malade était plongé ,
m'inspirèrent des craintes, et j'avouerai fran-
chement que comme j'étais bien persuadé que
j'avais à faire à une fièvre tierce , je ne vou-
lus pas temporiser davantage et courir les
chances d'un troisième accès dont on n'est pas
toujours le maître d'arrêter les suites funestes.
J'administrai donc le kinkina à fortes doses en
ajoutant quelques gouttes de laudanum liquide
pour consoler un peu le tube intestinal si douloureusement irrité , et j'ai eu lieu de me fé-
liciter de ma conduite. Les accès n'ont plus
reparu , et le malade s'est promptement ré-
tabli.

Le corps de l'homme, aux yeux d'un médecin
philosophe, est donc un sujet éternel de réflexions et de pensées. Parmi les phénomènes
curieux qu'il lui présente sans cesse dans
son état de maladie, en est-il un plus fait
pour l'étonner , et pour confondre sa raison,
que celui d'une parfaite intermittence. Qu'une

maladie commence, se développe, s'accroisse
pour décliner ensuite et se terminer par la santé
ou par la mort, je ne vois dans cette succession
de phénomènes morbifiques, qu'un bouleversement, qu'une interruption produite par la maladie à la marche de ceux qu'avait établi la nature,
et je n'en suispas surpris. Mais le retour pério-
dique de certaines affections, leurs paroxysmes
réguliers, leur apparition fixe et presqu'invariable, en laissant dans leur intermission les organes jouir de toute l'étendue de leurs fonctions,
tout me paraît ici extraordinaire, incompréhen-
ble, et tenir en quelque sorte du prodige.

Voyez ce malheureux étendu dans son lit,
en proie à tous les dangers d'une fièvre intermittente pernicieuse. La vie semble prête à
s'éteindre ; les forces paraissent anéanties ; et
spectatrice oisive d'un combat si douloureux,
la médecine attend que la nature en décide le
résultat. Bientôt les accidens disparaissent ; la
nature reprend ses droits; le principe vital accablé jusqu'alors par une puissance supérieure,
se relève, ranime de nouveau les organes
qu'il avait presqu'abandonnés; et rendu à l'existence, le malade éprouvera encore la même
série de phénomènes, si par des moyens forts
et vigoureux vous n'en prévenez le dangereux
retour. Entraînés par leur imagination, les

auteurs ont souvent essayé de nous révéler ce
secret de la nature : mais leurs explications
parurent indignes de leur génie , et leurs raisonnemens ne servirent qu'à démontrer leur
impuissante faiblesse.

OBSERVATION

D'UN HYDROSARCOCÈLE DOUBLE,

GUÉRI PAR LA RÉSOLUTION (1).

Un fait bien observé, accompagné de toutes les circonstances qui peuvent en éclairer l'histoire, est le plus beau présent que l'on puisse faire à la science. L'intérêt qu'il inspire s'accroît encore, si la maladie qui en est l'objet paraît s'éloigner de sa marche ordinaire ; si presque constamment incurable, exigeant l'application de l'instrument tranchant, ou susceptible de prendre une dégénérescence funeste, elle semble au contraire céder à un traitement plus simple et disparaît toute entière par l'emploi de remèdes plus doux. Telle est l'observation dont je vais tracer l'histoire. Rarement le squirre dont il s'agit prend la voie de la

_____

(1) J'ai conservé cette ancienne dénomination qui n'est plus en harmonie avec les découvertes modernes de l'anatomie pathologique, parce que je n'en ai pas trouvé d'autre qui donnât une idée plus exacte et plus parfaite de la maladie que j'ai observée.

résolution. L'organisation détruite óu profondément altérée du testicule ne permet plus qu'imparfaitement ce jeu physiologique des vaisseaux absorbans par lesquels cette résolution s'opère. Un mouvement intestin s'établit presque toujours dans la tumeur ; les douleurs se déclarent dans une partie jusqu'alors indolente, et l'expérience ne nous prouve que trop cette propension fatale qu'a le squirre pour passer à l'état de cancer. Déjà M. Richerand dans sa *Nosographie Chirurgicale* a consigné une observation qui a avec la mienne des traits d'une ressemblance frappante. Je dois même l'avouer, c'est à la connaissance de cette histoire que je suis redevable de mes succès ; et comme dans l'un et dans l'autre cas , la double affection des testicules et leur altération simultanée a été la seule cause qui nous ait empêché de pratiquer la castration, je crois qu'il ne sera pas inutile de les rapporter tous les deux.

Observation de M. Richerand. « Un homme
» âgé de 40 ans, d'une taille colossale et jouis-
» sant d'un grand embonpoint, s'étant marié
» en l'an 12, vit au bout de trois mois ses
» testicules , naturellement volumineux , se
» gonfler par degrés , sans douleur, sans in-
» flammation, et ne causant d'autre gêne, que
» celle qui résultait de leur poids et de leur

» volume. Il était loin de soupçonner la gravité
» de son mal, lorsqu'il me consulta vers le
» commencement de l'été. Je lui conseillai le
» repos et l'application des émolliens : il garda
» la chambre et le lit durant vingt jours, sou-
» tint avec un suspensoire ses bourses sur les-
» quelles il tenait appliqué un cataplasme de
» farine de graine de lin chaque jour renou-
» velé. Les testicules revinrent à leur premier
» volume et leur dureté se dissipa. Mais au
» bout d'un mois, malgré l'usage d'un suspen-
» soire et l'application d'un emplâtre fondant,
» les testicules se tuméfièrent de nouveau et
» devinrent plus durs, sans causer néanmoins
» aucune douleur. J'étais absent alors : le ma-
» lade va consulter le professeur Dubois et
» revient tout effrayé. Cet excellent chirurgien,
» en lui ordonnant le repos et l'application des
» cataplasmes, ne lui dissimula point que les
» testicules, et surtout celui du côté gauche,
» avaient acquis un tel volume, et contracté
» une dureté telle, que leur amputation était
» le seul moyen de lui conserver la vie. J'en
» avais la même opinion. Cependant comme
» l'absence des douleurs était complette et que
» rien n'annonçait encore la dégénérescence
» cancéreuse du sarcocèle, je n'abandonnai pas
» entièrement l'espoir d'en obtenir la résolu-

» tion : peut être que leur gonflement était dû
» à une sorte de phlogose lymphatique, et
» l'embonpoint de l'individu qui regorgeait de
» sucs, me semblait rendre cette explication
» assez plausible. Le professeur Dubois fut de
» nouveau appelé en consultation. Nous con-
» vinmes de soumettre le malade aux frictions
» mercurielles poussées jusqu'à la salivation ;
» d'y joindre l'emploi journalier des pillules de
» Belloste et l'application des cataplasmes de
» mie de pain, cuits dans une décoction de
» sureau que l'on renouvellerait plusieurs fois
» par jour, pour exposer les bourses à la va-
» peur du vinaigre, et d'autres fois les frotter
» avec un liniment volatil, ou l'onguent napo-
» litain double. Bientôt le malade fut pris de la
» salivation la plus copieuse. Je ne fis rien
» pour l'arrêter : elle dura un mois entier pen-
» dant lequel plus de 80 pintes de salive furent
» excrétées ; il en rendait chaque jour plusieurs
» cuvettes. A mesure que l'amaigrissement
» général faisait des progrès, je vis avec sa-
» tisfaction la grosseur des deux testicules
» diminuer graduellement. Enfin au bout de
» deux mois de traitement, leur volume ne
» s'éloignait guère de celui qu'ils avaient avant
» la maladie, leur dureté squirreuse avait dis-
» paru, et depuis quatre années tout prouve

» que la guérison en est radicale. Ce fait est,
» d'autant plus curieux, ajoute le professeur,
» que sans l'affection simultanée des deux tes-
» ticules, peut-être on eût opéré le malade
» auquel on n'osa pas proposer une double
» castration. »

Observation de l'auteur. F. Merlhes, âgé
de trente ans, d'un tempérament sanguin,
n'a jamais éprouvé de maladie remarquable.
Il eut, il y a un an, une gonorrhée béni-
gne, dont la marche ne fut point contrariée
et qui disparut entièrement à l'aide d'un traitement très-simple. Une douleur violente dont
il ignore absolument la cause, se fit tout-à-
coup ressentir dans les bourses, il y a environ
six mois. Le gonflement inflammatoire qui survint, l'obligea bientôt de s'arrêter, et laissa
toujours après sa disparition, une grosseur
plus considérable que dans l'état naturel. Forcé
cependant de vaquer à ses pénibles occupations,
continuellement en voyage à cheval, le malade
vit sa tumeur augmenter de volume, grossir
d'une manière sensible et devenir douloureuse.
Un chirurgien consulté crut reconnaître un
hydrocèle par épanchement : il plongea le
troiscart dans la tumeur ; mais au lieu d'eau,
il ne sortit par la canule que quelques gouttes
de sang, au milieu des plus cruelles souffran-

ees. Dès-lors les progrès de la maladie furent
rapides : la dureté de la tumeur devint extrême,
les douleurs des reins plus inquiétantes , et
ce qui ne contribuait pas peu à aggraver les
symptômes, c'était le découragement du malade
qui à la fleur de son âge se voyait menacé
de perdre des organes aussi importans. Divers
traitemens furent successivement administrés
sans succès. Enfin le malade me consulta et il
m'offrit les signes suivans : amaigrissement
manifeste de tout le corps; figure rouge et recouverte de boutons très-nombreux qu'une suppuration rapide blanchissait bientôt; inquiétude
extrême ; dégoût de la vie et ferme résolution
de supporter la castration qu'on lui avait con-
seillée; douleurs des reins très-intenses, devenant encore plus vives par le mouvement ;
dureté considérable des deux testicules , plus
forte cependant du côté droit dont le volume
était aussi plus considérable : la pesanteur des
bourses était tellement grande que je soupçon-
nai aussitôt un squirre des testicules : mais comme
la surface de la tumeur était lisse et arrondie,
j'augurai de cette circonstance qu'il devait y
avoir un peu d'eau épanchée dans la tunique
vaginale droite qui était plus saillante , et la
maladie me parut être un *hydrosarcocèle*. Il
était même facile de voir que si en premier

lieu, on avait pratiqué la ponction sans diminuer son volume, cela tenait à ce qu'on avait
mal choisi l'endroit convenable et à ce que le
poinçon de l'instrument avait pénétré dans la
substance même du testicule comme l'attes-
taient les douleurs cruelles que le malade avait
éprouvées dans cette opération ordinairement
peu souffrante.

Dans un cas aussi rare et aussi dangereux,
je me rappellai de suite l'observation du professeur Richerand; et ne perdis pas tout à fait
l'espérance. La résolution ne me parut pas
impossible, mais peut être ne l'aurais-je pas
tentée (vu que l'intégrité de toute la partie
supérieure du cordon m'indiquait le lieu où
finissait la maladie et que les douleurs lombaires pouvaient provenir du tiraillement de la
tumeur) si les deux organes séminaux n'avaient
pas été simultanément affectés, et s'il n'avait
pas fallu pratiquer une double opération. En
conséquence étant en consultation avec MM.
Dubon, Merlhes et mon père, je proposai
1.° de faire une ponction à l'endroit de la tunique vaginale où l'examen suivi en pareil cas,
m'indiquerait la présence du liquide, dans la
vue d'en procurer l'évacuation, de diminuer le
poids de la tumeur et surtout afin de mieux
m'assurer de l'état des testicules; 2.° de faire

observer au malade le repos le plus absolu : de
le préparer convenablement par les bains, la
saignée, les délayans, les évacuans; 3.º Enfin
d'en venir aux frictions mercurielles extérieu-
rement et à l'usage du muriate de mercure
doux à l'intérieur. Mon avis fut entièrement
adopté. L'eau fut évacuée par le troiscart, et
cette opération que le malade redoutait en se
rappellant la première, ne fut accompagnée
d'aucune douleur. Le liquide était clair et d'un
jaune citrin. J'en tirai l'augure le plus favorable sur l'état de la tunique vaginale dont les
qualités physiologiques semblent être en rapport avec ses propriétés physiques. Mais le testicule que je pus alors embrasser dans toute
son étendue, me laissa quelques inquiétudes.
Sa dureté était extrême; la douleur très-forte
à la moindre pression; des élancemens s'y faisaient ressentir de temps en temps, et sa surface était inégale, raboteuse et bosselée. Ces
désordres quoique communs aux deux organes
étaient cependant bien plus prononcés dans le
droit que dans le gauche qui avait pourtant le
double de son volume et de sa consistance
naturelle. Le traitement fut administré avec un
soin extrême. Le malade fut très-fidèle à remplir mes prescriptions, et sa sévérité d'autant
plus forte, qu'au bout d'un mois, il s'aperçut

déjà d'une diminution remarquable dans la tumeur. La dose des frictions fut d'abord d'un demi-gros, puis d'un gros, ensuite d'un gros et demi et enfin de deux gros, prises de jour entr'autre avec régularité, jusqu'à la concurrence de six onces. Celle de la panacée fut également portée d'une manière successive, d'un demi-grain jusqu'à vingt grains par jour, et combinés avec différentes préparations suivant l'urgence des symptômes. Tel fut le succès de ce traitement, qu'au bout de cinq mois, les testicules ont repris leur forme, leur grosseur et leur consistance naturelles; que la ponction n'a été pratiquée que deux fois, et qu'enfin depuis sept ans, cette guérison absolue et radicale ne s'est pas un instant démentie.

Le malade lui-même m'a rendu compte de son état. Il n'en conserve plus que le souvenir.

Je m'abstiens des réflexions que cette observation curieuse suggère. Mais elles se présentent en foule aux yeux du praticien.

OBSERVATION

SUR UNE DYARRHÉE DYSENTÉRIQUE,

Traitée avec succès par la lactation.

LA dyarrhée et la dysenterie éprouvent en général d'une manière bien sensible la constitution
de l'homme le plus robuste ; mais leurs effets
sont encore bien plus rapides et plus funestes
chez les enfans. La faiblesse naturelle de leurs
organes, la délicatesse de leurs tissus, le besoin
sans cesse renouvelé d'une nourriture prompte
et rapide , tout concourt à rendre leur influence plus pernicieuse , et quelle que soit la
cause à laquelle on puisse les attribuer ; elles
plongent bientôt les malades dans un état de misère et de dépérissement dont ils ont quelquefois de la peine à revenir. Ce n'est pas cependant faute des moyens qu'on a tour-à-tour conseillés pour en arrêter les progrès. La médecine
à cet égard a tout mis à contribution pour
obtenir quelques avantages, et il faut convenir que si elle peut se glorifier de quelques

9

succès , il est aussi beaucoup de circonstances
où le mal élude l'action des remèdes , et n'é-
prouve de leur administration qu'une diminution passagère.

C'est surtout dans les opiacés qu'elle semble avoir placé toute sa confiance , car la plupart des médicamens dont on a vanté les résultats,
ne doivent leur principale vertu qu'au mélange
de l'opium. Les inviscans , les mucilagineux ,
les vomitifs, les toniques ont également réussi
dans une foule de circonstances , et c'est toujours par l'emploi de tous ces moyens qu'on
doit commencer le traitement d'une maladie
semblable . Il est des cas cependant où le praticien, perdu dans les sentiers qui lui sont
ouverts , doit se confier à ses propres forces
et se frayer une route nouvelle. Lorsque tous
les remèdes que l'art mettait à sa disposition
lui ont manqué , il doit recourir à d'autres
que ses principes n'avaient pas prévus. Tel est
le cas où je me suis trouvé dans le cas dont
je vais rapporter l'histoire. Le fait dont il s'agit
n'est pas rare sans doute : mais il devient intéressant par les circonstances qui l'accompagnent, et, j'ose le dire, par la hardiesse de la
méthode curative. L'enfant, en effet, était réduit au dernier degré de maigreur , de maras-
me et de dépérissement ; toutes les fonctions

semblaient anéanties ; les yeux éteints , le nez froid , les oreilles gelées , la face grippée et convulsive, des syncopes fréquentes, l'absence totale du pouls, tout annonçait une mort prochaine. Mais je ne sais quel heureux pressentiment me soutint et me fit proposer une seconde fois l'usage du lait qu'on avait rejeté quelques jours auparavant. La médecine a aussi ses inspirations : j'insistai de nouveau sur son emploi, et comme on va le voir, j'eus lieu de m'applaudir de ma persévérance. Ce n'est pas cependant tout-à-fait le hasard qui a présidé au succès. Nous avions en effet déjà administré tout ce que la science nous indique, et les accidens ne faisaient que s'accroître : je pensai que l'irritation produite par ces moyens sur le tube digestif, servait encore à les entretenir, et je crus remplir une indication raisonnée en faisant cesser leur emploi. Je laisse au praticien le soin d'apprécier l'importance de cette méthode dans des cas semblables, et les avantages qu'on pourrait retirer du lait chez les adultes même , lorsque tous les moyens indiqués sont devenus inutiles. Peut-être on insiste trop dans les diarrhées et dans les dysenteries sur une médecine tonique , astringente et même stimulante.

Jules H......, d'une constitution faible, et

délicate, parvint à son seizième mois au milieu
des dangers d'une dentition difficile. A cette
époque ses forces commencèrent à s'affaiblir ;
l'amaïgrissement devint sensible, et la diarrhée
étant survenue, ses progrès furent encore plus
rapides. Allaité par une femme à qui les moyens
pécuniaires ne permettaient pas d'user d'une
bonne nourriture , il allait chaque jour en dé-
périssant, lorsque ses parens , justement allar-
més, résolurent de le sevrer au mois d'août,
et de subtituer au lait de la nourrice une nourriture animale plus forte. Les premiers jours,
l'enfant tourmenté par la faim, dévorait avec
empressement tout ce qui lui était présenté, et
quoique son état ne reçût aucun changement
favorable , on conçut cependant les plus grandes espérances. Elles ne tardèrent pas néanmoins à s'évanouir. Là maigreur devint plus
forte, la diarrhée plus abondante , et malgré
l'emploi du diascordium, d'une tisane de riz gom-
mée et d'un bouillon substantiel , ses progrès
allaient toujours en augmentant. Bientôt des
douleurs abdominales se firent sentir ; le sang
colora les matières diarrhoïques dont la fétidité
était extrême , là couleur très-variée ; mais
dont la nature était telle qu'on eût cru voir la
membrane veloutée des intestins. Au milieu de
souffrances continuelles l'enfant s'affaiblissait

visiblement ; des défaillances même commençaient à se manifester, et sans éprouver aucun
effet des préparations opiacées par haut et par
bas, de la décoction blanche de Sydenham,
des infusions d'ipécacuanha , et des mucilagineux, la lienterie vint accroître encore l'intensité des symptômes, et ajouter à la marche
rapide des accidens : à cette époque le mal
fut porté à ce point que le jeune enfant ne
pouvait pas prendre seulement une cuillerée
de bouillon, sans le rendre aussitôt par l'anus
au milieu des douleurs d'une colique violente
et convulsive. Cet état durait déjà depuis trois
jours : M. Froment et moi nous avions employé tout ce que l'expérience recommande
de faire, et témoins non-seulement du peu de
succès , mais encore du danger des moyens
dont nous nous étions servis, nous avions perdu
tout espoir de guérison, lorsqu'il me vint dans
l'idée de substituer à tout cet étalage pharmaceu-
tique l'emploi de la diète laiteuse. Je n'ai jamais
rien vu d'aussi prompt dans ses effets , que
l'impression du lait sur les parois stomacales.
Elle fut en quelque sorte miraculeuse. J'assistai
moi-même à la prise des premières cuillerées ;
la lienterie cessa comme par enchantement , et
avec elle les efforts douloureux de l'évacuation.
La diarrhée simple persista malgré son usage

et son mélange avec les absorbans , et quoique
moins abondante , elle empêchait néanmoins
la réparation des forces et la nutrition. Il con-
venait cependant d'attendre encore quelques
jours , car c'était beaucoup d'avoir arrêté la
lienterie et les coliques violentes qui l'accom-
pagnaient. Mais les parens peu dociles à mon
avis , et impatientés par la longueur du mal et
les dangers qui menaçaient encore leur fils, se
permirent d'ajouter des potages gras, des bouillons, de la viande et même quelques cuillerées
de vin au régime que j'avais tracé. Quelques
jours suffirent pour renouveler la même série
d'accidens que nous avions victorieusement
combattus ; mais cette fois ils prirent un tel
degré de force et de violence que les évacuations étaient continuelles , noires , fétides ,
membraneuses , sanguinolentes; et que n'hé-
sitant plus à croire à l'existence d'une ulcéra-
tion intérieure, j'assurai presque que les fai-
blesses fréquentes de l'enfant n'étaient que
l'avant-coureur d'une mort prochaine. Je revins
sur mon premier avis, et comme le cas était
plus épineux que la première fois, je conseillai
l'allaitement comme le seul moyen de salut
qui restait encore. Le malade saisit le sein
de la nourrice avec un espèce d'avidité qui
me donna quelques espérances. Elles se sont

entièremeni réalisées. Au bout de quinze jours la diarrhée cessa entièrement : les évacuations rares et d'un jaune-citrin , présentaient les meilleurs caractères : les chairs reprenaient leur couleur et leur consistance naturelle : la figure surtout frappée jusqu'alors d'une couleur jaune et cuivreuse revêtit bientôt les signes d'une bonne convalescence, et l'enfant à l'abri de tout danger , mais conservant encore un peu de faiblesse, a repris peu-à-peu ses forces, et depuis long-temps jouit de la meilleure santé.

MÉMOIRE et OBSERVATIONS

SUR LES FIÈVRES CATHARRALES

Qui ont régné à Toulouse pendant les mois de décembre 1817, et les mois de janvier et février 1818.

> In constantibus temporibus, si tempestiva tempestivè reddantur, constantes et judicatu faciles fiunt morbi.—In inconstantibus autem, inconstantes et judicatu difficiles.
>
> HYPP. *sect.* 3, *aph.* 8.

PREMIÈRE PARTIE.

Une maladie se déclare avec des caractères graves. Sa marche est quelquefois rapide et funeste. Quelques morts remarquables signalent son passage. Elle semble principalement attaquer la classe opulente et riche, et respecter l'asile du pauvre. La force et la vigueur de l'âge ajoutent encore à ses dangers. Aussitôt l'alarme se répand ; l'exagération et la crainte multiplient le nombre des victimes ; la terreur est générale. Les mots de *typhus*, de *contagion*, *d'épidémie* circulent dans toutes les bouches, et le corps affaibli déjà par d'aussi tristes préventions, résiste avec moins d'avantage à l'action d'un mal dont il reçoit les atteintes.

Tel est en raccourci le tableau fidèle que nous avons sous les yeux depuis près de deux mois. La constitution catarrale qui règne depuis si long-temps à Toulouse, à raison des changemens étranges que la température du climat a successivement éprouvés, mais qui a reçu un degré de violence plus sensible par les pluies très-abondantes qui ont succédé à une sécheresse dont on connaît très-peu d'exemples ; cette constitution catarrale, dis-je, a développé chez quelques individus une fièvre pituiteuse dont la terminaison a été quelquefois funeste, et dont *Baglivi*, *Stoll*, *Rœdérer* et *Wagler*, ont donné une description si fidèle. Tel était cependant le caractère de celle-ci, qu'elle s'accompagnait presque toujours d'une grande tendance à un engorgement soit dans les organes de la tête, de la poitrine ou du bas-ventre, et qu'on n'a pu les éviter qu'à l'aide des dérivatifs et des révulsifs violens ; le génie muqueux qui en constituait la base essentielle, ne marchait pas toujours dans sa grande simplicité. Vers la fin du premier ou au commencement du second septenaire, on

le voyait souvent se compliquer avec le génie
malin; la fièvre s'aggravait alors, des accidens
nouveaux indiquaient cette dégénérescence et
présentaient dans tout son développement la
fièvre maligne dont le type n'a pas toujours été
le même. En général, la marche de cette maladie a été lente et insidieuse. Ses phénomènes n'étaient pas en harmonie les uns avec les
autres ; ses crises étaient imparfaites ; son traitement difficile , et le médecin observateur a
souvent fait au lit des malades l'application de
ces paroles de *Baglivi* : *Dans aucun genre de*
maladies, on n'a besoin d'autant de patience
d'expectation et de temporisation pour les trai-
ter convenablement et heureusement, que
pour bien traiter les fièvres mésentériques.

Le point le plus essentiel, cependant, était
de bien déterminer si cette fièvre catarrale
était contagieuse, ou si elle était épidémique,
comme quelques remarques légères auraient pu
le faire penser. Il fut aisé de détruire les craintes que les habitans avaient conçues, et de
porter dans leur esprit cette conviction intime
dont nous étions pénétrés nous-mêmes. Une
maladie contagieuse, en effet, ne se développe jamais spontanément dans aucune circonstance. Ses progrès sont lents, insensibles
et gradués ; elle se propage d'individu en in-

dividu ; de maison en maison ; de quartier en
quartier : au moyen de quelques précautions
plus ou moins sévères , on parvient à se dé-
rober à son influence , elle n'a jamais l'air
pour véhicule : semblable à la syphilis , à la
gale , à la variole, etc. , elle se communique
par un contact médiat ou immédiat , et dans
son innoculation ne produit jamais que l'affection dont elle dérive. Ce n'est pas là sans doute
la nature de celle que nous avons observée.
Disséminée simultanément dans plusieurs quar-
tiers à la fois , n'attaquant jamais les personnes employées aux soins des malades , variée
dans ses effets suivant la force de l'âge , la
vigueur de la constitution et le plus ou moins
d'énergie , de force dans les affections morales , elle a constamment offert les caractères
d'une maladie sporadique et non susceptible
de contagion : et s'il restait encore quelque
doute à cet égard , un fait qui m'est particulier
et que mon collègue M. Cabiran connaît, suffirait pour le détruire. Un jeune homme est
affecté de cette maladie qui au milieu des plus
fortes complications malignes met sa vie dans
le plus grand danger. Ses amis nombreux ,
qui presque tous logeaient la même maison ,
lui prodiguent tous les soins du plus sincère
attachement ; un seul dominé par un sentiment

de crainte et de terreur s'y refuse. Il n'entre jamais dans sa chambre; il évite même jusqu'à passer dans le corps de logis qu'il habitait. Eh bien! seul, quelques jours après, il éprouve les premiers accidens d'un mal dont il avait pris tant de précautions pour se défendre, et meurt après onze jours d'une maladie dont bientôt je tracerai l'histoire.

Cette fièvre catarrale n'était pas non plus épidémique. Ce que nous venons d'en dire en donne les preuves les plus positives, et l'on est convaincu de cette vérité, en pensant que le propre des maladies épidémiques est d'avoir leur source première dans une altération spéciale de l'air, d'attaquer simultanément une population entière, et d'exercer surtout ses ravages dans les lieux où se trouvent réunis la misère et un grand rassemblement d'individus. Observons à présent que notre fièvre a régné sporadiquement; que le nombre de ceux qui en ont été affectés est très-petit à raison de la population; et qu'enfin on aurait de la peine à en citer un exemple dans les hôpitaux civils et militaires; dans les prisons, dans les casernes, et dans les paroisses dont les nombreux habitans ont cependant éprouvé et éprouvent tous les jours les privations les plus pénibles, et l'on sera forcé de convenir de la vérité de la proposition que nous avons émise, et de l'absence totale des caractères qui appartiennent à la contagion et à l'épidémie.

Je ne pousserai pas plus loin ces considérations générales qu'il me serait cependant bien facile de multiplier. Je me hâte de citer des faits. C'est cela surtout qu'il importe de bien observer et de bien-décrire!

Première observation. Joseph C..... , âgé de cinquante-un ans, d'un tempérament bilioso-sanguin, fut atteint de frissons légers, de mal-aise, de douleurs de tête violentes, et attribua ces accidens à ce qu'on appelle vulgairement un *coup d'air.* Une sueur modérée survenue naturellement sembla en arrêter le cours; mais leur intensité s'étant de nouveau manifestée, on réclama mes soins. La fièvre était forte; le pouls dur et tendu; la chaleur de la peau brûlante; la céphalalgie bien prononcée sans élancemens sensibles, la langue chargée d'un limon jeaunâtre; les urines rouges et briquetées. J'administrai un vomitif que quelques nausées rendaient nécessaire; et la diète la plus absolue. Les vomissemens furent considérables, les matières vertes et poracées. Le second jour; céphalalgie moins intense; langue moins chargée; moiteur de la peau; fièvre très-forte; grouillemens abdominaux; diarrhée; un léger purgatif produit des évacuations alvines bilieuses très-abondantes.

Le troisième jour , agitation pendant la nuit; insomnie; pesanteur de tête; accablement extrême ; bouche pâteuse , langue jaune et recouverte d'une couche moins épaisse ; je prescrits un nouveau purgatif , et les déjections sont aussi copieuses et d'une insupportable puanteur. Cependant , le quatrième jour , malgré la diète la plus sévère, les évacuations les plus abondantes , la fièvre conservait sa première intensité ; la soif était extrême , la chaleur cutanée très-forte et très mordicante ; la langue muqueuse; la poitrine embarrassée : je fis usage de la potion saline de *Franck*, et de quelques bouillons peu nutritifs. Les déjections se soutinrent , les crachats furent plus abondans, la transpiration plus sensible , sans que la fièvre éprouvât la moindre diminution : elle avait même un degré d'augmentation vers le soir , mais sans paroxysme sensible.

Le huitième jour, je demandai un conseil , M. *Thomas* fut choisi: l'état du malade lui parut tel que je viens de le présenter, la fièvre catharrale bilieuse, et les indications curatives semblables. En conséquence , nous continuâmes les évacuans , dont nous augmentâmes encore les vertus par l'association du calomel et de la résine de jalap. Deux vésicatoires furent également ment appliqués aux jambes, comme révulsifs

et pour détourner quelques menaces d'engorgement à la tête et à la poitrine.

Le neuvième, le ventre est ballonné et un
peu douloureux; la langue plus sèche; le pouls
plein, mou et fébrile; la peau moite, la tête
plus embarrassée; la parole brusque, moins
facile et moins distincte. Nous ajoutons à ces
moyens le julep camphré à haute dose, les
embrocations camphrées sur les parois abdominales et l'eau vineuse pour boisson. Les
vésicatoires ont produit une ampoule considérable, et la plaie est rouge et animée.

Le dixième, augmentation des accidens;
léger délire; assoupissemens par intervalles;
langue sèche et rugueuse; abdomen plus météorisé; déjections alvines moins abondantes;
urines rouges et en quantité; le matin il y a
un rehaussement sensible.

Le onzième, ce rehaussement reparaît à la
même heure, mais ne dure pas aussi long-
temps. La chaleur est moins acre; la rougeur
de la face moins forte; l'agitation du malade
moins grande. On profite de cette circonstance
pour administrer le kina en substance combiné
avec les antispasmodiques. Mais malgré ces
moyens, malgré les ventouses et les sinapismes et l'usage des plus violens révulsifs, les
accidens prennent un degré d'intensité plus

considérable. La langue sèche et noire présente
une surface rugueuse et fendillée ; les traits
de la figure se décomposent ; les yeux sont
ternes et larmoyans ; le délire sourd mais continuel ; la déglutition difficile ; la respiration
gênée et bruyante ; le ventre plus tendu,
plus dur et plus météorisé ; le pouls s'affaiblit
sensiblement ; une sueur froide recouvre le
corps ; les déjections alvines se font involontairement, et le malade cesse de vivre le qua-
torzième jour de l'apparition des accidens.

Deuxième observation. Auguste J......, âgé
de cinquante-deux ans, d'un tempérament
nervoso-sanguin, d'une susceptibilité extrême,
d'une mélancolie profonde, était depuis quelque temps tourmenté par de violens chagrins.
La mort de sa sœur l'avait surtout pénible-
ment affecté, et la prédiction solennelle qu'elle
lui fit en mourant, qu'il ne vivrait pas trois ans
après elle, ne contribuait pas peu à augmenter
encore ses inquiétudes. Au milieu d'un repas
donné par une corporation dont il était membre, il se plaignit d'éprouver un mal-aise général, des frissons légers et une douleur de tête
assez forte. Il mangea peu et rentra à minuit
dans sa maison. Appelé le lendemain pour lui
donner mes soins, je le trouvai couché dans
son lit, dans un état d'accablement considéra-

ble, désirant être seul, et en proie à une fièvre très-intense. La peau commençait à s'hu-
mecter : je crus convenable d'en seconder les
effets par le repos, la chaleur du lit et une
boisson légèrement diaphorétique. Le soir
l'agitation fut plus grande, et le malade attribuant son insomnie à la diète absolue que
j'avais prescrite, se fit servir à manger.

Le deuxième jour son état fut à peu près le
même ; céphalalgie violente ; chaleur cutanée
sensible ; pouls fébrile ; soif modérée ; langue
blanche sans être muqueuse ; le soir paroxisme
bien marqué par froid et chaleur, se prolon-
geant jusqu'au lendemain, et occasionnant un
défaut complet de sommeil. Ce paroxisme reparut trois jours de suite à la même heure,
en diminuant cependant chaque fois de force
et de durée, mais accompagné toujours d'insomnie. Le quatrième et le cinquième jour, la
figure était rouge, injectée ; les yeux larmoyans
et plus sensibles ; la langue humide et muqueuse, la céphalalgie insupportable et accompagnée d'élancemens violens, et l'affection morale très-prononcée. Le découragement était
porté à ce point, que le malade ne se soumet-
tait qu'avec la plus grande difficulté à nos instances, et rejettait l'emploi des remèdes que
son état désespéré lui faisait regarder comme

inutiles. J'appliquai cependant douze sangsués autour du col, et je fis prendre à doses refrac= tées dix-huit grains d'ipécacuanha L'évacuation du [sang fut prodigieuse; celle des matières saburales assez considérable, et depuis cette époque la céphalalgie aigüe disparut pour ne laisser après elle qu'un sentiment de gêne et de pesanteur.

Le sixième, la nuit avait été agitée et sans sommeil. Je conférai de l'état du malade avec M. Saint-Laurens, de l'Isle-en-Jourdain. Nous reconnûmes une fièvre catarrale, dont il ne nous fut pas aussi facile de déterminer le type, et nous nous bornâmes à faire, comme on dit, la guerre à l'œil et à poursuivre les simptômes jusqu'à ce que nous fussions plus éclairés. Une infusion d'ipécacuanha, ayant produit, à une dose très-légère, des vomissemens très-abon- dans et des superpurgations copieuses, nous en suspendîmes l'emploi et nous substituâmes la décoction de kinkina comme tonique.

Le septième, la nuit a été sans sommeil; la fièvre était très-forte; les urines d'un jaune citrin; l'abattement extrême : vers midi le corps se couvrit d'une éruption boutonneuse miliaire et rouge; l'agitation était plus pro- noncée; la soif plus forte; les idées plus exal- tées : je réclamai de nouveaux conseils, et

MM. Gaugiran et Dubor me furent adjoints;
leur opinion fut conforme à la notre, la nature
de la maladie reconnue; son type encore in=
certain; le même traitement continué; et deux
vésicatoires furent appliqués aux jambes pour
détourner la fluxion cérébrale.

Le huitième, à midi, à la même heure,
l'éruption miliaire reparut accompagnée encore
de malaise, d'angoisses pénibles, et disparut un
peu plus tard que la première fois. Les vési=
catoires ne produisirent pas seulement une
ampoule, l'épiderme était tant soit peu flétri
et détaché, et la plaie sous-jacente pâle, insensible et presqu'inanimée. On continua les
toniques, les antispasmodiques, le kina en
poudre comme fébrifuge, des pédiluves sinapisés,
et deux vésicatoires aux bras.

Le neuvième, impossibilité de faire avaler
les remèdes, et surtout le kinkina. Le malade profondément altéré témoignait une hor-
reur invincible; ses yeux se portaient vers le
ciel et semblaient y diriger toutes ses pensées;
le délire était sourd; les idées confuses et pé-
niblement rendues; la langue sèche et gênée dans ses mouvemens; les soupirs fréquens
et profonds, la peau moîte; les évacuations
alvines involontaires; quelques soubresauts des
tendons; des mouvemens convulsifs des mus-

cles de la face et un météorisme léger du
ventre, augmentaient encore les dangers du
mal. A onze heures cependant le calme sembla se rétablir; une sueur légère couvrit le
corps; la langue s'humecta, le malade reposa
un peu et ses idées étaient plus suivies ;
mais vers les onze heures du matin du dixième
jour, tout ce mieux s'évanouit, la respiration
devint plus pénible, le pouls plus petit et plus
fréquent; l'abdomen plus tendu et plus ballonné; la langue plus sèche et plus noire; le
délire continuel et absolu : les déjections spontanées; quelques tâches pétulnales se manifestèrent, la face conserva toujours sa sérénité
naturelle; vers le soir augmentation nouvelle ,
sueur froide et fétide, pouls misérable , respiration bruyante , yeux ternes et fermés , pupille dilatée , insensible. Le matin du onzième
jour la mort arriva à sept heures.

Ici, je ne dois pas hésiter à faire part de
mes craintes, de mes inquiétudes et de mes
regrets. C'est en signalant les écueils , en
avouant noblement les fautes que l'on a com-
mises, qu'on apprend à les éviter. *Hyppocrate*,
Sydenham, *Stoll* , m'en ont donné l'exemple, je dois m'empresser de le suivre. Je crois
aussi m'être trompé et ne pas avoir profité du
moment le plus favorable pour agir avec suc-

cès. Lorsqu'en effet je vis le malade le neuvième jour à ònze heures du soir, il était dans un état de tranquillité et de rémission sensibles. La peau était couverte de sueur; les idées plus libres; la langue plus humectée; la déglutition facile, les paroxismes s'étaient succédés avec tant d'irrégularité et de fréquence, que je devais considérer la fièvre comme subintrante. C'est alors peut-être qu'il eût fallu agir et donner encore le kinkina. Plusieurs autres cas semblables, qui se sont offerts dans ma pratique, me confirment dans la pensée que son administration eût été favorable; mais soit que n'étant pas chargé seul de cette maladie, je ne voulusse pas prendre sur moi une si grande responsabilité; soit que l'usage de cette substance trouvât parmi les personnes qui m'entouraient des censeurs trop sévères et des antagonistes prêts à lui attribuer tous les accidens, je laissai échapper une occasion qui ne devait plus s'offrir, et je négligeai le premier précepte que le père de la médecine a consacré dans ses aphorismes. L'accès suivant eut un tel degré de violence, que les forces de la vie y succombèrent. Le malade mourut et ce n'est jamais qu'avec le sentiment d'une profonde affliction, que je me retrace ce douloureux oubli.

Troisième observation. Violemment affecté de la mort prompte et rapide de quelques individus, de l'idée fâcheuse d'une maladie épidémique et de la certitude d'en être bientôt lui-même la victime, David B......, âgé de 34 ans, d'un tempérament lymphatico-sanguin, éprouva le soir, en sortant du spectacle, un frisson léger, un mal-aise général et une céphalalgie peu intense. Le lendemain cependant, malgré l'agitation de la nuit, il reprit ses habitudes ordinaires et ne les abandonna que le troisième jour à cause de la violence des accidens. A cette époque, la tête est très-douloureuse; des élancemens s'y font ressentir par intervalle; les yeux sont battus; la peau moîte; le pouls grand, souple et développé; la langue humectée, blanche et muqueuse, et la soif intense. Favoriser le mouvement qui se porte à la peau, entretenir la sueur qui peut former une crise salutaire, telles sont les deux indications qui se présentent et que j'essaye de remplir au moyen d'une tisanne adoucissante, du séjour du lit et de la diète la plus absolue.

Le quatrième jour, ces symptômes cèdent en partie à une abondante transpiration ; la fièvre diminue; la soif est moins forte; la céphalalgie à peine sensible ; le mal-aise presque nul et le malade croyant être rendu à la santé

reprend courage et croit même ressentir un peu d'appétit. Cependant la nuit est agitée , l'insomnie continuelle ; l'inquiétude des membres inférieurs extrême ; et sans avoir été précédé de froid, ni accompagné de chaleur, cet état d'anxiété se prolonge jusqu'au lendemain.

Le cinquième jour, la langue est plus chargée ; il y a des nausées ; la céphalalgie est plus intense , les urines rouges. et un peu briquetées. Je prescris une dose assez forte d'ipécacuanha, dans la vue d'exciter sur l'estomac un mouvement salutaire et d'irradier son action sur la tête et sur la peau. Mon but n'est point rempli ; les évacuations supérieures n'ont point lieu , et je vois à regret l'ipécacuanha porter entièrement ses effets sur le tube intestinal.

Le 6 je demande un conseil. M. Cabiran est appelé, et reconnaît , comme moi la nature de la maladie régnante , et en voulant remplir les mêmes indications, il a recours au tartrate de potasse antimonié. Les résultats n'en sont pas plus heureux ; il n'y a que quelques nausées sans vomissemens , et les selles bilieuses sont très-abondantes. Le malade est profondément accablé : le moral n'est pas tranquille ; les yeux sont un peu rouges ; la face plus injectée ; la céphalalgie plus violente ; le pouls

fort et plein : huit sangsues derrière les oreilles sont appliquées pendant la nuit, et leur
effet secondé par une potion antispasmodique.

Le 7, il semble y avoir le matin un peu
plus de calme ; quelques frissons qui avaient
paru à la région lombaire dans l'après-midi du
6, se reproduisent légèrement , mais sans être
suivis de chaleur : la peau est humide ; le
pouls fébrile ; les urines naturelles et abondantes ; la langue blanche et tendant à se dessécher. On prescrit le petit lait pour boisson ,
le julep camphré et un bouillon chaque quatre
heures. Vers le soir les accidens augmentent,
la cephalalgie est plus forte ; la face plus co-
lorée ; le regard plus inquiet ; la langue un
peu plus aride , on ajoute deux vésicatoires
aux jambes et huit sangsues au fondement.

Le 8 , après une nuit agitée , l'accablement
est considérable, le malade pousse des plaintes
et de fréquens soupirs ; la peau est plus chaude ; le pouls moins développé ; la chaleur du
visage un peu moins naturelle : on prescrit la
décoction de kinkina. Dans la journée il y a
deux selles dont l'une involontaire; les urines
sont bonnes, citrines et sans sédiment : mais
le soir on s'aperçoit que les idées sont un
peu troublées ; le malade s'exprime avec peine
et avec désordre ; le kina en substance et les

sinapismes sont administrés : la nuit est agitée et sans sommeil, et s'il y a un moment de re-pos, les paroles les plus incohérentes, les discours les moins suivis, ne rassurent pas sur cette apparente tranquillité.

Le 10, le pouls est faible, irrégulier, et céde facilement à une pression légère : les vé-sicatoires n'ont produit aucun résultat avanta-geux ; la respiration est pénible ; la poitrine oppressée ; quelques tâches purpurines cou-vrent le devant du col et du thorax; la figure est triste, sa couleur terne ; les yeux abattus et caves ; le ventre résonne à la percussion de ses parois qui ne sont pas encore très-ten-dues ; le délire est sourd ; les idées désordon-nées et les évacuations involontaires. Vers le milieu du jour, il semble se faire une réaction favorable à l'aide d'un vin généreux, d'une potion tonique et d'applications révulsives nou-velles : l'accablement est moins grand; les sens plus libres; la parole plus distincte; la respi-ration moins génée. Mais ce mieux ne dure pas long-temps. Les accidens sont plus intenses après cette excitation passagère ; les traits du visage se décomposent; la langue est noire, sèche et fendillée ; les dents fuligineuses ; les lèvres comme brûlées ; la respiration pénible et bruyante; le pouls vermiculaire ; le ventre tendu et boursouflé ; les pétéchies plus nombreuses et moins rouges : tout annonce une mort prochaine. Le malade cesse de vivre le onzième jour, à quatre heures du soir.

Telles sont les observations de cette maladie dont les terminaisons ont été funestes, et où l'art n'a pu obtenir que des soulagemens passagers. Mais à côté de ces trois revers, je dois aussi raconter les succès bien plus nombreux que nous avons obtenus. On y verra la médecine déployer toutes ses ressources , et lutter avec avantage contre un mal dont les progrès étaient quelquefois très-rapides : ce tableau sera plus consolant et ne sera pas moins fidèle. C'est dans l'exposition bien exacte de cette alternative de bien et de mal que consiste la tâche du véritable observateur. Il doit dire avec la même candeur ses triomphes et ses défaites ; jouir des uns et se consoler des autres par la conscience d'avoir fait son devoir et répéter avec le poëte :

Non est in medico semper relevetur ut æger.
Interdùm doctá plus valet arte malum.

SECONDE PARTIE.

Dans la première partie de ce mémoire, je me suis principalement attaché à bien établir la nature de ces fièvres ; l'état de simplicité ou

de complication qu'elles présentaient àu praticien ; les types divers qui sans en changer la
nature essentielle, apportaient cependant des
modificatious importantes dans le traitement ;
j'ai cherché surtout à combattre les idées de
contagion , de typhus et d'épidémie que quelques morts assez promptes commençaient à
accréditer, et enfin , pour ne rien déguiser des
dangers de cette maladie , j'ai rapporté trois
exemples frappans de terminaison funeste , et
où les remèdes les mieux administrés n'ont
produit aucun résultat avantageux. Depuis cette
époque j'ai eu encore l'occasion de voir d'autres maladies analogues , et toujours les plus
grands succès ont couronné nos efforts. Après
avoir ainsi fidèlement rapporté les circonstances où nous avons échoué , j'ai cru devoir
achever mon ouvrage en publiant ceux où nous
avons réussi.

Première observation. M. C...., âgé de cin-
quante ans, d'un tempérament lymphatico-sanguin , d'une constitution forte et vigoureuse ,
éprouve des frissons irréguliers , une inquiétude générale , un mal de tête intense. Il
vaque néanmoins à ses occupations ordinaires,
et ne réclame les secours de l'art que le 4ᵉ
jour de la maladie. La langue muqueuse et
blanche , la bouche mauvaise, le défaut d'ap-

pétit , la céphalalgie sus-orbitaire , quelques nausées annoncent une gastricité bien prononcée , et décident M. Lamarqne à administrer l'ipécacuanha. Les vomissemens se succèdent avec assez de rapidité ; les matières sont glaireuses et jaunâtres : il y a même quelques déjections alvines. Cependant les symptômes paraissent avec plus de force ; la douleur de tête est lancinante et insupportable ; les yeux sont rouges , injectés et larmoyans ; la langue blanche, muqueuse et fendillée ; le pouls fort; la peau chaude et humectée ; la respiration libre , et les urines abondantes et légèrement briquetées. Appelé auprès de lui le sixième jour pour lui appliquer des sangsues autour du col , je reconnus l'existence de tous ces symptômes , et le caractère catarral de la maladie régnante. La diète la plus sévère fut mise en usage , et le soir cette saignée locale ayant amené un peu de calme , nous décidâmes de remettre encore des sangsues au fondement pour achever de détruire la céphalalgie qui depuis cette époque n'a plus reparu.

Le 7e , la nuit est cependant agitée et sans sommeil. Le malade se plaint de ressentir dans les jambes une chaleur violente : la fièvre est forte , les urines plus limpides , la soif médiocre , mais les boissons sont agréables. On

prescrit une potion camphrée aiguisée avec
l'acétate d'ammoniaque à prendre par cuillerées
toutes les heures.

Le 8ᵉ, le malade est un peu plus assoupi ;
les idées ne sont pas tout à fait aussi claires ;
la langue est plus muqueuse, le pouls moins
fort, la chaleur cutanée plus acre, l'œil moins
rouge, excepté le droit qui présente sur la
cornée fopaque, comme une échimose sanguine. On applique deux larges vésicatoires
aux jambes ; et d'après le conseil de M. Dubor, qui fut appelé en consultation, et qui vit
ensuite avec nous le malade, on ajoute deux
violens sinapismes aux cuisses et 24 grains
d'ipécacuanha avec 4 grains de sulfate de zinc
pour en seconder l'action.

Le 9ᵉ, l'ipécacuanha n'a produit que des
nausées légères sans aucun avantage sensible.
Le malade n'a point ressenti les effets des vésicatoires ; l'ampoule est incomplettement formée,
et la peau sous-jacente est pâle et blafarde.
Les sinapismes ont à peine déterminé la rougeur à l'endroit de leur application : le pouls
est irrégulier et fébrile ; l'accablement extrême ;
la langue un peu plus sèche, mais toujours
blanche et muqueuse. Deux sinapismes nouveaux sont appliqués aux cuisses, deux vésicatoires aux bras, et le malade mis à l'usage

d'une limonade alcoolisée et du kinkina. A dix heures du soir, il y a une selle copieuse, fétide et diarrhoïque : le kina cependant n'est pas rendu et son emploi est continué.

Le 10 la nuit a été assez bonne : il y a eu quelques instans de sommeil : l'accablement a été moins prononcé; le malade a paru s'occuper avec plus d'attention de ce qui se passait autour de lui : les vésicatoires ont fourni une suppuration abondante et de bonne nature. L'empreinte des sinapismes, imperceptible la veille est très-marquée; le pouls est plus fort, plus régulier : la langue plus souple et plus humectée : on aperçoit sur la peau des avant-bras et des mains quelques tâches pétéchiales d'un rouge très-vif : le même traitement est continué avec une dose moindre de l'écorce péruvienne.

Le 11, l'excitation vitale paraît ranimée ; la langue se dépouille de son limon et rougit sans se dessécher, l'urine est toujours bonne et abondante; le ventre souple et indolent ; des gaz nombreux s'échappent en quantité par la bouche et par l'anus : il y a le matin une demi-heure de mal-aise occasionnée par une oppression passagère : les crachats sont faciles ; le nez laisse tomber quelques croutes sanguinolantes, mais donne difficilement pas-

sage à l'air ; les idées sont libres ; l'assoupissement a disparu ; tout fait présager l'issue
la plus heureuse ; mais vers les dix heures
du soir l'oppression augmente, la respiration
est gênée ; l'inquiétude extrême ; le mal-aise
général : les parois abdominales un peu bour-
soufflées se soulèvent avec force ; le pouls
est faible et plus concentré, la suffocation
iminente. Quelques cuillerées d'une potion
antispasmodique, composée de musc, d'acétate d'ammoniaque et d'eau de cannelle, dissipent ces symptômes et rendent le reste de
la nuit tranquille.

Le 12, on suspend la médication active
qu'on avait déjà employée, pour laisser agir la
nature et ne point agacer trop long-temps la
sensibilité. On soutient néanmoins les forces
à l'aide de la potion, du petit lait vineux
et du bon vin. La journée est rassurante ;
la langue est dépouillée et humide ; le pouls
faible mais régulier ; la chaleur bonne, la
respiration paisible. Le malade demande du
papier et de l'encre, et trace pendant trois
quarts d'heure et d'une main ferme, ses dernières dispositions. Le soir, il pousse une
selle dont il a indiqué le besoin ; vers onze
heures pourtant, les symptômes prennent un
degré d'intensité plus grande ; la langue est un

peu plus sèche; l'embarras du nez plus considérable ; le ventre plus tendu et plus ballonné ;
la soif modérée et le pouls petit et plus
rapide.

Le 13, la nuit a été inquiète et agitée ;
il y a eu deux selles presque spontanées très-
fétides et kinacées : les plaies des vésicatoires coulent toujours abondámment, mais la
surface en est plus pâle , et la rougeur des sinapismes moins sensible. Les idées sont plus
incohérentes ; la parole plus embarrassée; le
pouls plus faible; l'affaissement extrême, quoique cependant le décubitus sur le côté ne
soit pas impossible. La langue est plus sèche:
les urines seules conservent léur abondance
et leurs qualités naturelles. On prescrit le
kina en décoction, le petit lait vineux pour
tisane et le vin de Malaga.

Le 14, la nuit a été moins agitée : il y
a eu deux heures d'un sommeil assez tranquille; deux selles liquides et involontaires ;
la langue est sèche , la soif nulle ; le ventre un peu plus boursoufflé et la suppuration
très-copieuse.

Le 15 et le 16, les évacuations alvines
se soutiennent, mais elles sont bilieuses : le
ventre est plus souple, l'assoupissement moins
prononcé ; les pétéchies presque nulles ; le

poûls faible, mais fort et régulier : la respiration libre ; une morve croûteuse se déta-
che des narines , la langue est cependant toujours sèche et rugueuse ; à cette époque la
peau s'humecte ; une sueur grasse, odorante
et copieuse se déclare , elle dure pendant
trois jours. Les accidens disparaissent insensiblement : la convalescence se déclare , et le
malade , aidé d'un bon régime et de toutes
les précautions nécessaires après une si terrible affection , se rétablit avec rapidité, et
n'éprouve les premiers jours qu'un léger engorgement œdémateux des jambes qui se
dissipe bientôt.

Deuxième observation. Après des coliques
néphrétiques très-violentes , et qui avaient été
accompagnées de quelques pierres urinaires
et de vomissemens bilieux excessifs, madame
L....., âgée de 79 ans, éprouvait encore
toutes les nuits un mal-aise , une agitation et
une inquiétude générales , qui n'avaient pas
coutume de se manifester après ces attaques.
La langue était chargée , limoneuse ; l'appétit
nul ; la bouche pâteuse ; le pouls fébrile ; l'accablement considérable. Deux purgatifs avec l'huile
de riccin parurent d'abord dissiper les symptômes et calmer les accidens. On s'aperçut
cependant bientôt que ce mieux n'avait pas

été de longue durée. L'agitation devint plus forte ; elle se développait surtout pendant la nuit, mais elle ne présentait aucun caractère alarmant. Le cinquième jour néanmoins, après la seconde purgation, elle devint plus violente, précédée de légers frissons : un spasme fixé sur la poitrine gênait la respiration d'une manière pénible : la face était rouge et injectée sur les pommettes, pâle et jaunâtre sur les côtés du nez ; les idées étaient incohérentes : le délire sourd ; le pouls petit, faible, irrégulier ; la prostration des forces extrême. Je prescrivis aussitôt l'application de deux larges vésicatoires aux jambes ; l'usage d'une potion tonique camphrée, et l'emploi du kinkina en poudre aussitôt qu'on apercevrait une diminution dans la force de l'accès. Vers les quatre heures du matin une moiteur générale couvrit la peau ; la connaissance revint ; le délire cessa tout-à-fait : le fébrifuge fut alors administré à assez forte dose, et le succès que j'obtins dépassa les espérances que j'avais conçues à cet âge où la nature ne seconde qu'imparfaitement les soins que nous donnons aux malades. Les accidens n'ont plus reparu : la fièvre a insensiblement cédé ; la langue a repris peu à peu sa couleur naturelle, et l'abondante évacua-

tion qui se faisait journellement par les vésicatoires a prévenu sans retour ces congestions funestes qui menaçaient d'avoir lieu
dans la tête ou dans la poitrine. Un mois
après, M.ᵉ L..... était en pleine convalescence et sa santé entièrement rétablie.

Troisième observation. Joseph C....., âgé
de 28 ans, d'un tempérament lymphatique,
sujet depuis son bas âge à des fluxions hu-
morales, après des excès en tout genre, éprouva
le 21 janvier des douleurs très-fortes à la
tête, des frissons dans tout le corps, un mal-
aise et une inquiétude profonde. La langue
était épaisse, muqueuse et recouverte d'un
limon jaunâtre ; le pouls fréquent, fort ; la
peau chaude et sèche ; les urines rares et
foncées : l'administration successive de deux
émétiques, l'usage d'une tisanne délayante
et une diète sévère parurent combattre victorieusement les symptômes, et dissiper les
congestions catarrales et muqueuses, dont les
premières voies étaient principalement le siège.
Vers le soir, néanmoins, il y avait un rehaussement marqué sans froid, sans sueur : la
douleur de tête devenait alors plus intense ;
le sommeil était nul ou troublé par des rêves
pénibles. Quelques doses légères de jalap, une
décoction peu rapprochée de kinkina furent

administrées avec avantage, et semblaient avoir
détruit jusqu'au dernier élément de la maladie. La cephalalgie n'existait presque plus ;
la langue était naturelle ; le pouls un peu fébrile, et le treizième jour, le malade m'a-
vait demandé avec instance des alimens que
je crus devoir sévèrement refuser. Tout-à-
coup, vers midi, les accidens reparaissent
avec plus d'intensité ; le mal de tête est
général et violent ; le délire survient; la fièvre s'allume ; la langue est sèche et rouge,
et la chaleur cutanée très-prononcée. Après
avoir conféré de cet état avec M. Froment,
et bien établi le caractère de cette affection, nous prescrivons l'application de deux
vésicatoires aux jambes, l'usage d'un julep
camphré, et de quelques cuillerées de vin
après le bouillon. Il était impossible à cette
époque de savoir si le redoublement s'accom-
pagnerait d'une récidive, si ce retour aurait lieu d'une manière periodique, si, en
un mot, nous avions à combattre une fièvre
maligne remittente. Mais, le lendemain à la
même heure, les accidens décrits se manifestèrent de nouveau dans toute leur force ;
le délire fut plus intense ; la langue plus
sèche et plus noire, et la chaleur de la
peau acre et mordicante. Il ne nous resta

plus alors aucun doute sur le vrai caractère
de la maladie, sur les dangers qui l'accom-
pagnaient, et sur le traitement que nous
devions suivre. Aussi, nous trouvâmes facilement le remède, et nous craignîmes, en
perdant une occasion favorable, d'apporter
le moindre retard dans son emploi, et de
laisser arriver le troisième accès qui pouvait
devenir mortel. Dès qu'on aperçut une re-
mission légère, une diminution un peu sensible dans les symptômes, le kina fut donné
à fortes doses, et continué pendant le temps
nécessaire, en diminuant successivement la
quantité de chacune d'elles. Avec ces précautions, nous fûmes assez heureux pour
enrayer le mal et prévenir le retour du paroxisme. Les vésicatoires fournirent une suppuration blanche, épaisse, abondante. Aucun événement ne contraria la marche du
traitement ; les accidens se dissipèrent avec
rapidité ; l'harmonie des fonctions se rétablit, et la convalescence, aidée d'un bon
régime, de beaucoup de prudence et de
quelques amers, fut bientôt remplacée par
une guérison pleine et entière.

Quatrième observation. Charles G.... , âgé
de vingt ans, d'une constitution sanguine,
éprouva tout-à-coup un froid général, une

douleur de tête considérable , 'un mal-aise et une lassitude des membres qui l'obligèrent à se mettre au lit. Une sueur copieuse dont il fut bientôt saisi , n'apporta aucune amélioration à son état , et continua deux jours sans diminuer les symptômes. La céphalalgie était forte ; la face rouge et injectée ; la langue muqüeuse, jaune ; la soif intense ; la respiration gênée ; le coucher en supination ; le pouls gêné, et l'accablement extrême. Je prescrivis la diète la plus rigoureuse , une ample tisane adou-. cissante et des pédiluves sinapisés. Le lendemain l'ipécacuanha fut prescrit et renouvelé le troisième jour. Chaque fois les évacuations bilioso-muqueuses furent abondantes , et malgré ces moyens , le soir amenait toujours un rehaussement fébrile bien prononcé. Cependant la respiration était plus tranquille , le pouls plus développé et les urines un peu moins sédimenteuses. Le huitième jour , dans la vue de couper un peu ces paroxismes et de soutenir l'estomac par quelques amers , je fis prendre une décoction de kinkina et de valériane. Une diarrhée assez abondante survint pendant son emploi ; mais comme les accidens au lieu d'augmenter éprouvaient une amélioration sensible , je crus prudent de la confier aux soins de la nature et de me con-

tenter de soutenir les forces à l'aide du bon
vin. Le troisième jour , en effet, elle diminua
beaucoup , et le quinzième elle n'existait plus.
La langue était tout-à-fait dépouillée. La céphalalgie avait complettement disparu , bientôt le sommeil revint, les lassitudes des membres cessèrent, et le vingtième jour, Charles
G.... fut entièremens guéri d'une maladie qui,
pendant cet espace de temps , me donna constamment des inquiétudes. L'affection catarrale
fut heureusement pour lui l'affection domi-
nante ; le génie malin ne put jamais prendre
le dessus; mais plusieurs fois j'eus l'occasion
d'en redouter l'influence à la force et à là violence de la céphalalgie , à l'insomnie continuelle , à la sécheresse de la langue, surtout
quand ces accidens avaient lieu sous l'empire
d'une constitution atmosphérique , où les complications du génie catarral et du génie
malin étaient si communes.

Cinquième observation. Madame C..., âgée
de 22 ans , d'un tempérament délicat mais
sanguin, était déjà parvenue au septième mois
de sa grossesse. Pendant un voyage , elle fut
saisie d'une peur très-violente occasionnée par
la chute du cheval qui traînait sa voiture. Obli-
gée de marcher l'espace d'une lieue dans une
saison assez chaude , et s'étant remise dans la

voiture , encore mouillée de sueur , elle ne
tarda pas à éprouver tous les accidens dont
l'ensemble constitue ce qu'on appelle vulgairement un coup d'air , tels qu'une céphalalgie
violente ; des frissons vagues , une lassitude
extrême, et des saignemens de nez copieux et
fréquens. Deux jours après l'évènement, je me
transportai auprès d'elle à sa campagne. Je
crus , en effet, que les accidens qu'elle éprouvait , provenaient de son imprudence , et à
l'aide d'une boisson légèrement diaphorétique,
je cherchai à ramener la sueur dont la cessation me semblait être la cause principale qu'il
fallait combattre. Deux jours se passèrent encore sans amélioration sensible. Je fus appelé
de nouveau , et alors je fus vraiment alarmé
de la position où je trouvai la malade. La respiration était courte, difficile et douloureuse;
la toux sèche , déchirante et accompagnée
d'une douleur latérale très-aiguë : la figure
était rouge, vive et injectée; le pouls opprimé
et fréquent, la soif intense; l'anxiété extrême
et la chaleur de la peau brûlante. En voyant
un état phlogistique aussi prononcé, une im-
minense aussi pressante de la congestion pulmonaire; l'état de la grossesse aussi avancé ,
la violence des symptômes , et les dangers de
la suffocation, je pratiquai sur-le-champ une

saignée abondante , et je conseillai au chirurgien resté auprès de la malade , de couvrir la
poitrine de sangsues , d'y appliquer un large
vésicatoire pour détourner sur la peau l'irritation intérieure , et d'user d'une ample boisson délayante et adoucissante. Le sang était
rouge, vif , sec et sans sérosité : il se figeait
en sortant de la veine. Le soir même , il y eut
une rémission bien sensible. La poitrine était
dégagée ; la respiration plus libre ; la tête
moins douloureuse , et le pouls plus développé. Le lendemain , le mieux se fit encore
sentir. Mais , vers les deux heures de l'après-
midi , il y eut un léger rehaussement fébrile ;
la poitrine cette fois fut épargnée , et la tête
sembla en devenir le foyer essentiel. La céphalalgie était insupportable : la langue blanche
et recouverte d'un limon épais ; la soif intense ;
la bouche pâteuse ; les urines rares , et la
toux presque nulle. Ce rehaussement reparut
ainsi pendant trois jours avec la même régularité , sans donner de vives inquiétudes et
sans être précédé de froid. Mais tout à coup ,
il prit un caractère plus alarmant ; le délire
survint ; le pouls s'affaiblissait ; les forces diminuaient à vue d'œil ; la langue était brune
et recouverte d'une couche peu épaisse : dans
ses momens lucides , la malade se plaignait

beaucoup de douleurs abdominales , et rappor-
tait dans cette partie le centre de ses souffrances. Dans cette cruelle position , nous avions
(M. Filhol, de Grenade , et moi) , à considérer deux choses essentielles. La première, d'empêcher le retour de ces redoublemens dont la
persévérance ne pouvait avoir que les suites
les plus funestes ; la seconde , de protéger autant que possible la grossesse dont un si cruel
état ne manquerait pas de détruire le faible
produit. Nous employâmes en conséquence les
sinapismes aux jambes comme moyens révulsifs , et une décoction assez forte de kina et
de valériane comme fébrifuge , nous réser-
vant d'administrer cette écorce en poudre si
les accidens persistaient. Malgré toutes nos
précautions , malgré notre active prudence ,
l'accès survint avec une malignité cérébrale
cependant moins forte. Un mouvement pertur-
bateur rendit sans doute son retour moins dangereux. Le travail de l'accouchement s'était
établi : des douleurs fortes , réglées et soute-
nues en avaient annoncé la naissance ; la poche des eaux que je fus obligé d'ouvrir , avait
insensiblement agrandi le passage , et c'est
dans la durée d'une fière si violente , au milieu d'une agitation générale , que la malade
conservant toujours sa raison, mit au monde

un enfant vivant, et qui ne survécut que deux
heures à sa sortie prématurée. Je prodiguai
alors à cette intéressante personne tous les
soins qu'exigeait une si étrange et si fâcheuse
situation. Le kina en décoction fut continué
ainsi que le julep camphré ; et soit que ces
moyens ayent agi sur la maladie primitive ,
soit que la nature ait établi un travail qui en
dérangea et en intervertit la marche , les redoublemens ne reparurent plus. La fièvre de
lait s'établit le troisième jour avec ses périodes
accoutumés, et les suites de cette couche ora-
geuse n'ont pas été moins naturelles que dans
un accouchement ordinaire. Des moyens thé-
rapeutiques légers amenèrent facilement par
les selles et par les sueurs, le peu de lait qui
s'était formé, et la malade entra bientôt dans
une parfaite convalescence.

Telles sont les observations que j'avais à
présenter sur la maladie qui nous occupe. Je
pourrais encore en augmenter le nombre , si
je n'étais pas convaincu que celles que j'ai rapportées suffisent au but que je me suis proposé. Mon intention , en effet, a été d'établir
que ces maladies étaient essentiellement catarrales ; que quelquefois simples , elles se
compliquaient plus souvent avec le génie malin, et qu'alors la marche de l'affection princi-

pale en était interrompue ; que les types de
cette complication étaient susceptibles d'offrir
des variations qui devaient nécessairement en
apporter dans la méthode curative ; que le traitement n'a pu être établi d'une manière générale ; qu'il a fallu le subordoñner à une foule
de circonstances imprévues ; et qu'enfin , si la
maladie a fait quelques victimes , l'art a lutté
le plus souvent contr'elle avec succès , et arrêté les effets de ses mouvemens destructeurs.

MÉMOIRE

SUR

L'INFLAMMATION DE LA PROSTATE,

ET DU COL DE LA VESSIE.

LES maladies des voies urinaires chez les hommes sont très-souvent le tourment des malades et le désespoir des médecins. Le nombre et la multiplicité des organes qui concourent à la sécrétion et à l'excrétion des urines ; l'importance et la continuité de leurs fonctions ; la ténuité et la délicatesse de leur structure ; l'étendue et les rapports de leur situation anatomique, tout semble concourir à augmenter l'obscurité qui les enveloppe, le danger qu'elles entraînent, et à rendre plus difficile encore la méthode curative qu'on doit mettre en usage. Quel est en effet le praticien qui n'a pas gémi plus d'une fois sur la faiblesse de ses moyens ou sur l'insuffisance de leurs résultats ! Obligé de confier souvent à la nature, des maladies contre lesquelles il ne peut diriger qu'une médecine impuissante, il voit avec douleur les symptômes s'aggraver, les périls s'accroître,

et le malade abandonné , s'avancer lentement
vers la tombe sans pouvoir arrêter dans sa
marche l'affection terrible qui l'y entraîne. Mais
parmi les maladies nombreuses dont les organes
urinaires peuvent être le siège , il en est cependant que le médecin traite avec avantage ,
et qui, bien que dangereuses dans leurs résultats , cruelles dans leurs symptômes , n'échappent pas néanmoins à ses ressources et sont
fructueusement combattues par les moyens
variés que l'art met à sa disposition. Ainsi les
rétentions d'urine produites et entretenues par
mille causes différentes , sont traitées souvent
avec succès et disparaissent sous l'emploi d'une
médecine éclairée et intelligente.

Je ne me propose pas dans ce faible écrit ,
de traiter dans toute leur étendue ces maladies
innombrables dont la simple énumération dé-
passerait les bornes que je me suis prescrites.
J'ai voulu seulement présenter des observations
nouvelles sur l'inflammation du col de la vessie
et les abcès de la grande prostate , afin
d'en éclairer l'histoire ; bien pénétré de la
vérité de ce principe, que dans des maladies
obscures et dont les organes qui en sont
atteints sont situés profondément , les faits
bien circonstanciés peuvent seuls tourner au
profit de l'art de guérir , et ajouter encore à

la confiance qu'inspire naturellement au praticien la lecture de nos grands maîtres.

La situation de la glande prostate, ses rapports avec le col de la vessie qu'elle embrasse
dans toute son étendue et dont elle protège en
quelque sorte la texture simple et délicate ,
rendent les maladies de cet organe, importantes à considérer non-seulement sous le rapport
de ses lésions particulières, mais encore sous
celui de la gêne qu'elles doivent nécessairement
apporter dans l'exercice des fonctions de la
vessie. On conçoit en effet avec facilité , que
cette espèce d'anneau glanduliforme dans la
substance duquel le col de la vessie , et la
portion membraneuse du canal de l'urètre se-
trouvent ensévelis, ne peut pas augmenter de
volume ou de consistance sans exercer une
pression quelconque sur les parois du conduit
qui les traverse, sans diminuer par conséquent
le calibre de cè même conduit, apporter un
obstacle plus ou moins grand au passage des
fluides qui doivent le franchir , et quelquefois
même l'empêcher totalement. Le médecin dans
une circonstance semblable a donc deux indications à remplir. Il doit d'une part arrêter les
progrès de la maladie de l'organe affecté , et
s'opposer de l'autre aux conséquences funestes
qui en résultent, car tel est le caractère par-

ticulier de toutes les maladies de l'urèthre que
la rétention d'urine qui en est très-fréquemment
la suite devient à son tour une maladie grave
contre laquelle il faut diriger d'abord nos moyens
de guérison. L'inflammation de la glande prostate et la suppuration souvent très-étendue qui
en est la conséquence, offrent également ces
deux indications. Qu'il me soit permis avant
d'entrer dans tous les détails de leur application, de remonter un peu plus haut dans l'histoire de cette maladie trop peu étudiée, sur
laquelle les auteurs ont glissé trop légèrement
peut être, et d'en tracer quoique d'une manière
succincte, la marche toujours rapide et souvent
funeste.

Arrosée d'une grande quantité de vaisseaux
sanguins, voisine de l'intestin rectum dont
elle recouvre la face antérieure, chargée elle-
même de sécréter une humeur blanche et vis-
queuse qui se mêle avec la semence pendant
l'éjaculation, la prostate est fréquemment le
siège d'un gonflement inflammatoire. Son tissu
dense et serré, sa structure composée de plusieurs follicules muqueux réunis par une substance cellulaire, ne lui permettent pas de céder
avec facilité au mouvement d'expansion que la
nature lui imprime, et rendent par conséquent
très-pénibles et très-douloureux les premiers

phénomènes de son inflammation. Toutes les fois en effet que nos parties résistent à la fluxion organique dont elles deviennent le siège, les symptômes augmentent d'intensité. On connaît les souffrances cruelles que font éprouver les phlegmasies sous-aponévrotiques, et notamment celle du panaris. Cette douleur s'accompagne bientôt d'envies fréquentes d'uriner. La vessie dont le col est embrassé par la glande, réagit constamment contre la cause qui agace sans cesse sa partie inférieure. Ses fibres se contractent et cherchent à se débarrasser de l'urine qui y est contenue, sans que ces contractions soient excitées par la présence du fluide. Le col de la vessie et la portion membraneuse du canal urétral, participent plus ou moins de l'inflammation. Spasmodiquement resserrés, leur sensibilité est alors plus vive d'une part, leur diamètre plus rétréci de l'autre par l'effet de l'engorgement et de la pression de leurs parois, et l'émission des urines se fait avec beaucoup de douleur et quelquefois même ne peut pas du tout avoir lieu. La vessie alors devient douloureuse par les essais inutilement répétés de ses contractions : elle se développe, se dilate et fait saillie à la région hypogastrique, qui dure, tendue et rénitente, supporte impatiemment le plus léger contact.

Un ténesme considérable, des envies fréquentes mais infructueuses d'aller à la selle, tourmentent le malade, et s'il reste encore des doutes sur la nature de la maladie , le doigt introduit dans le rectum , les dissipe bientôt en faisant reconnaître sur sa partie antérieure une tumeur plus ou moins volumineuse , toujours très-sensible et formée par la prostate engorgée.

Tel est l'ensemble des désordres locaux de l'inflammation prostatique. L'altération générale ne tarde pas à les accompagner; la fièvre se développe, le pouls est fréquent, quoique cependant il reste quelquefois petit et serré ; la soif est intense : le malade plongé dans un état d'agitation qu'il est difficile de dépeindre, est en proie en même temps à tous les accidens de l'inflammation et de la rétention des urines dans la vessie. La marche de cette maladie est ordinairement rapide. Sa terminaison est prompte : assez fréquemment c'est la suppuration. Les douleurs locales se calment un peu : on voit même souvent quelques gouttes d'urine s'échapper involontairement, car alors la fonte purulente a diminué la consistance de la prostate, et fait cesser un peu la force de sa pression. Une détente générale se manifeste; mais le mieux n'est que momentané. Le

malade éprouve au périnée un sentiment de
pesanteur extrêmement incommode, et que les
efforts pour uriner rendent plus incommode
encore : la vessie prodigieusement distendue
s'élève souvent jusqu'à la région épigastrique,
menacerait de se rompre et produirait un épanchement mortel dans l'abdomen, si l'art ne venait au secours de l'infortuné. J. L. Petit fait
mention d'un autre symptôme, et dit que lorsque les malades vont à la garde-robe, si les
matières fécales sont solides, on aperçoit
une espèce de goutière sur leur face antérieure, occasionnée par la pression de la glande
engorgée. Je n'ai pas eu l'occasion d'observer
ce phénomène, car les malades que j'ai vus
étaient singulièrement constipés, et je crois
qu'il appartient plutôt aux engorgemens durs
et squirreux de la prostate qu'à son gonflement
inflammatoire. Le sphincter de l'anus doit
d'ailleurs altérer singulièrement en se contrac-
tant la forme des matières à leur passage, et
effacer au moins en grande partie l'empreinte
dont il est question.

Tout ce qui est capable d'augmenter la sensibilité de la prostate, de gêner ses fonctions,
d'irriter son tissu, est également susceptible
de produire son inflammation. Un tempérament fort et robuste, une vie trop active et

trop exercée ; la funeste habitude de retenir
trop long-temps les urines et de ne pas obéir
aux premiers besoins de la nature ; le repos
prolongé , les chagrins violens , les excès de
boissons alcooliques , de liqueurs fermentées,
ou d'huile de thérébentin e, la suppression d'une
évacuation sanguine , mais surtout celle des
hémorroïdes , la répercution des dartres ou
d'une autre affection cutanée , la métastase ou
le transport d'une nature morbifique quelconque, comme à la suite d'injections astringentes
dans la blennorragie ou d'un catarre pulmonaire,
des coups, une chute sur le périnée, l'érection
continuelle , le coït répété , la masturbation
fréquente et poussée jusqu'au sang , l'impression des cantharides sur le col de la vessie,
sont autant de causes de cette maladie , laquelle se manifeste quelquefois d'une manière
spontanée et sans qu'on puisse en découvrir la
véritable origine.

Les dangers de l'inflammation prostatique sont
toujours relatifs aux causes qui l'ont produite,
aux circonstances qui l'accompagnent, et principalement aux terminaisons qu'elle est susceptible de prendre. C'est surtout cette dernière considération , que le médecin ne doit
jamais perdre de vue. Non-seulement elle in-
flue sur le jugement qu'il doit porter , mais

même encore elle sert à diriger la méthode curative qu'il convient de mettre en usage pour
en modérer et peut-être pour en prévenir les
effets. Susceptibles d'affecter les terminaisons
de l'inflammation en général , celle de la prostate se termine ordinairement par la suppuration qui seule nous occupe aujourd'hui. On observe même que sa marche y est beaucoup
plus rapide , comme si la nature ne pouvant
pas préserver ces parties de l'influence inflammatoire avait voulu du moins rendre ses terminaisons plus promptes. Le pus ne se forme
pas toujours dans la même partie. Tantôt il a
son siège dans le tissu cellulaire qui se trouve
placé entre la glande et le col de la vessie ,
tantôt c'est dans le tissu cellulaire qui lie la
face postérieure de la prostate avec l'intestin
rectum ; d'autres fois, enfin , c'est dans celui
qui unit les follicules nombreux, dont la glande
est composée. L'autopsie cadavérique démontre, en effet, que le tissu de ces lobes n'entre
pas lui-même dans la fonte suppuratoire , et
qu'au contraire, il est alors plus développé
que dans l'état naturel. On conçoit évidemment
que dans ces trois circonstances, le pronostic
doit nécessairement varier. Favorable dans le
premier cas , plus à craindre dans le second ,
il est toujours fâcheux dans le troisième ; car,

alors non-seulement il n'existe aucun signe pour
indiquer la présence du pus dans le corps
prostatique , mais encore , lors même qu'on
parviendrait à l'y reconnaître , son évacuation
serait impossible. Comment aurait-elle lieu en
effet, puisqu'il n'est point renfermé dans une
poche unique, et qu'il y a autant de loges différentes, qu'il y a de tissus cellulaires inter-
lobulaires affectés d'inflammation.

Cette maladie, prompte dans sa marche,
active dans ses effets , réclame aussi une médecine rapidement agissante. Appelé auprès
du malade, il faut prendre d'abord tous les
renseignemens nécessaires pour en découvrir
la cause, et diriger contr'elle les moyens effi-
caces. Rappeler les évacuations supprimées,
pratiquer des saignées locales et générales suivant l'intensité des symptômes et l'état de la
circulation ; retenir pendant long-temps le malade dans un bain ; donner quelques lavemens
émolliens ; administrer très-peu de boisson,
et tromper la soif avec des tranches de citron
ou un léger oxycrat; telles sont les principales
indications qu'il y a à remplir et les moyens
par lesquels on doit commencer le traitement,
si l'on est appelé dès le principe de l'inflammation. Mais ces moyens sont très-souvent
insuffisans : les symptômes persistent; le pus

se forme ; les urines ne peuvent pas s'échapper, et c'est alors que le praticien sans abandonner entièrement l'emploi des moyens ci-des-
sus indiqués, associe à leur administration
l'usage de la sonde : instrument précieux qui ,
comme nous le verrons , peut à lui seul remplir toutes les indications lorsque l'abcès est
de la première espèce , et guérir en peu de
jours le malade que menaçait une mort prochaine , comme on va le voir dans les deux
observations suivantes.

Première observation. François A........ ,
âgé de vingt-six ans, était sujet depuis trois
années à l'écoulement de quelques gouttes de
pus provenant d'un trajet fistuleux qui avait son
siège au scrotum du côté droit et résultait d'un
coup violent qu'il avait reçu sur cette partie.
Cette fistule restait quelquefois huit jours en-
tiers sans écoulement , se rouvrait ensuite
après quelques légères douleurs , et ayant pour
base l'épidydime engorgé et durci, ne présentait au malade que l'inconvénient d'exiger l'u-
sage d'un suspensoire. L'écoulement s'arrêta de
nouveau et il n'en conçut aucune inquiétude.
Cependant, il observa le lendemain que l'émission des urines était plus difficile , plus douloureuse et accompagnée de quelques gouttes
d'un fluide blanc et opaque qu'il ne put at-

tribuer à aucun mal vénérien, car il n'avait pas
connu de femme depuis long-temps. Peu
retenu dans son régime, il continua à se livrer à ses excès, et les accidens semblèrent
croître en proportion. Enfin, il réclama mes
soins. Les urines sortaient avec beaucoup de
peine ; le besoin de les rendre se faisait sentir fréquemment, et était précédé d'une douleur violente au dessous du filet, semblable à
celle que produit la pierre, et que le malade
cherchait à calmer en tiraillant la verge. Malgré mes conseils, il fit ce jour là même une
partie de plaisir de table, s'adonna à la boisson alcoolique, et exaspéra tous les symptômes.
Les urines s'arretèrent tout-à-coup le lendemain. La région hypogastrique était bombée
et douloureuse ; les besoins d'uriner fréquens;
l'écoulement muqueux urétral copieux, les souffrances extraordinaires. Tel était l'état que me
présenta le malade au troisième jour. Je le
plongeai dans un bain tiède dans la vue de
calmer le spasme général ; je diminuai la
dose de la boisson qui avait ici l'inconvénient
d'augmenter la dilatation de la vessie dont les
membranes étaient assez distendues ; je cherchai à tromper la soif en humectant fréquemment la bouche, et je m'abstins des saignées
parce que le pouls ne me parut pas assez dé-

véloppé. Quelques heures après, cependant, les douleurs devinrent énormes ; le malade, aux abois, ne pouvait garder aucune position. Trente-six heures s'étaient déjà écoulées sans qu'il eût rendu une seule goutte d'urine. Je me déterminai alors à pratiquer le cathétérisme, car je pensai bien que tous ces accidens dépendaient de la métastase de la suppuration sur la prostate ou sur la vessie dont elle embrasse le col. La sonde fut introduite facilement jusqu'à cette glande ; je la sentis arrêtée tout-à-coup par un obstacle dont le doigt indicateur introduit dans l'anus me fit reconnaître la nature. La prostate, en effet, plus volumineuse que dans l'état naturel, faisait saillie dans cet intestin sans avoir néanmoins acquis dans cette partie une grande sensibilité. Après quelques tentatives bien ménagées, je sentis le bec de la sonde pénétrer, et en même temps quelques gouttes dè pus sortir par l'urètre ; je forçai un peu l'obstacle ; je retirai la sonde et jetant sur les parties malades quelques gouttes d'eau fraîche, j'évacuai une petite quantité d'urine, mêlée de beaucoup de pus rougeâtre. Cet écoulement soulagea instantanément le malade : cependant, les urines ne sortaient encore qu'avec bien de la peine. Leur écoulement précédé et accompagné de pus, n'avait lieu que quand la verge était plongée dans un bain, froid ; la nuit fut calme , mais sans sommeil. Le lendemain , je me proposais d'essayer encore la sonde , mais je vis l'urine sortir plus librement avec un jet assez fort , et toujours mélangée de pus. Les bains , le petit lait , les boissons adoucissantes apportèrent beaucoup de changement, et la nature et l'art rétablissant enfin la fistule , accélérèrent encore la guérison , qui fut complète le cinquième jour , et ne s'est pas depuis lors démentie.

Deuxième observation. A la suite d'une affection catarrale de poitrine qui , pendant quelques jours menaça son existence , un homme , âgé de soixante ans , fut pris d'une difficulté d'uriner assez considérable , de douleurs vives au périnée, correspondant au col de la vessie , de ténesme et d'une agitation extrême. Appelé auprès de lui le troisième jour , j'examinai la région hypogastrique. Elle était tendue, douloureuse , et la vessie dépassait l'ombilic. Plus sensible , que dans l'état naturel, la prostate faisait une saillie très marquée dans l'intérieur du rectum ; l'urine s'échappait goutte à goutte , et occasionnait à son passage à travers le col de la vessie , un sentiment d'ardeur que le malade comparait à

celui qué ferait éprouver le passage d'une lame
d'acier rougie au feu. A ces signes, il me fut
aisé de reconnaître une inflammation de la
glande prostate , produite par une espèce de
métastase de l'humeur catarrale sur cette
glande , dont le gonflement en oblitérant le
col de la vessie , déterminait la rétention d'u-
rine. Mais comme cette inflammation existait
déjà depuis trois jours , et que dans cette partie sa marche est extrêmement rapide, j'augurai que le pus était déjà formé et qu'il était
inutile d'insister sur le traitement antiphlogistique , car d'une part la résolution me paraissait impossible, et de l'autre , la faiblesse du
malade épuisé déjà par une affection longue et
un grand âge , semblait me le défendre. Les
demi-bains fréquemment répétés, les lavemens
émolliens et la diète furent les moyens que
je mis en usage pour le traitement général.
La sonde arriva facilement jusqu'à l'obstacle,
et après plusieurs tentatives inutiles pour pénétrer dans la vessie , je la sentis traverser
avec facilité des parties qui cédaient à son
action. La résistance que j'éprouvais devenant
de plus en plus petite , et guidé surtout par
l'expérience que j'avais déjà faite, j'enfoncai
de nouveau avec ménagement, et j'eus la sa-

tisfaction de voir s'écouler par la sonde et entre la sonde et le canal, une énorme quantité de matière purulente sans une seule goutte
d'urine. Le malade fut à l'instant soulagé ; je
retirai la sonde, et aussitôt un jet considérable d'urine s'échappa par les voies naturelles :
le soir, je répétai le cathétérisme ; le pus
s'évacua encore, mais en quantité moins considérable : les urines sortirent plus librement
dans la nuit, et sans avoir besoin de laisser la
sonde dans la vessie, cet organe revint peu à
peu sur lui-même, reprit insensiblement sa faculté contractile ; les parois du foyer purulent
se cicatrisèrent, et au bout de trois semaines,
le malade était entièrement guéri. *Chopart*
semble craindre que l'urine passant goutte à
goutte dans la route artificielle que l'on vient
de faire pour évacuer le pus, n'y dépose à la
longue des graviers : mais je n'ai pas encore
remarqué de semblables phénomènes.

La nature opère quelquefois elle seule la
guérison des malades, en produisant une ouverture à travers laquelle le pus s'épanche
dans l'intérieur de la vessie, et est ensuite
chassé au dehors en même temps que l'urine
qui y est contenue. *Fabre* en rapporte un cas
bien intéressant : mais les circonstances ne

sont pas toujours aussi favorables. Placé entre
l'intestin rectum et la glande prostate, l'abcès
est plus difficile à reconnaître et à guérir.
Chopart conseille alors de pratiquer une grande
ouverture pour donner issue à la matière, mais
il ne rapporte aucune observation à l'appui de
ce principe , et moi-même je ne connais aucun exemple qui pût en autoriser l'application.
On conçoit pourtant que si à la suite d'une
inflammation de la prostate dans laquelle la
rétention d'urine ne se serait pas manifestée ,
et qui aurait été surtout accompagnée de pesanteur au fondement et de douleurs violentes
dans cette partie, le doigt indicateur sentait
manifestement la fluctuation à travers les
parois du rectum , il ne faudrait pas hésiter
à ouvrir la poche : opération simple , facile,
peu souffrante , et dont le seul inconvénient
serait l'inutilité. Mais quels moyens peut-on
mettre en usage dans la troisième espèce d'abcès , c'est-à-dire , lorsque le pus renfermé
dans plusieurs cellules distinctes , est dissé-
miné dans le corps de la prostate elle même ?
L'observation n'a point encore suffisamment
éclairé ce point important de la pratique chirurgicale. Les faits ne sont pas assez multipliés pour que je me prononce sur la con-

duite que l'on doit tenir , et la situation de
l'organe affecté , rejetant tous les moyens
employés dans des circonstances semblables
pour les maladies extérieures ; il n'appartient
qu'au temps et à l'expérience de dissiper à
cet égard nos doutes et nos incertitudes.

OBSERVATION

SUR UN DIABÈTE ,

SUIVI DE PHTYSIE PULMONAIRE.

Le seul moyen de remplir les vues du praticien dans l'étude des maladies , c'est de recueillir une multitude d'observations qui puis-
sent en éclairer l'histoire , de les comparer les
unes aux autres , de rapprocher les caractères
qui leur sont communs , de séparer ceux qui
leur sont propres, et d'établir ainsi un corps
de doctrine , entièrement fondé sur l'expérience et sanctionné par ses lois. Cette marche
est la seule qui puisse conduire à la vérité.
C'est celle que suivait *Hyppocrate* , et que suivent encore ceux qui l'ayant pris pour modèle,
se sont , en quelque sorte , pénétrés de son
génie. Historien fidèle, observateur profond, ses
principes sont toujours la règle invariable que
nous ne saurions abandonner sans danger, et
tandis que chaque jour voit naître et mourir
sur la scène médicale cette foule éphémère de
systèmes qui se disputent la gloire de bril-

ler un instant , dèux siècles n'ont point terni celle du divin vieillard , et ses tableaux sont encore frappans de vérité. Si le praticien , au contraire , guidé par l'esprit de système ou environné des prestiges de la prévention , veut se livrer à quelques travaux, il ne peut échapper à l'erreur, et forcé de plier les résultats à ses propres opinions , ses recherches seront fausses ou imparfaites , ses calculs mal ordonnés , et ses distributions nécessairement vicieuses.

M. D...., âgé de 33 ans , d'un tempérament bilieux, était doué d'une sensibilité vive et profonde. Il n'avait jamais éprouvé de maladie remarquable : mais depuis fort long-temps il était sujet à des douleurs d'estomac et de migraine, que le repos et l'usage du café interrompaient au moins pour un instant. Peu retenu dans ses plaisirs , les excès que favorisaient une fortune assez considérable et beaucoup d'imagination, lui étaient familiers. Adonné à la peinture et à la poësie , l'étude des beaux arts développait encore cet excès de sensibilité qu'il avait en partage , et ses idées prenaient chaque jour ce caractère mélancolique , que la lecture chérie d'Ossian ne faisait qu'augmenter. Depuis trois mois , le malade maigrissait à vue d'œil : il urinait fréquemment ,

ses forces s'affaiblissaient ; mais ses nombreux
amis ne voyant dans ce changement qu'un effet de son imagination alarmée , cherchaient à
le consoler en faisant diversion à sa douleur;
et lui-même bercé par de si douces espérances , ne se décida à consulter que trois mois
après , et lorsque déjà les symptômes ne laissaient plus aucun doute sur la nature de la
maladie. Alors , en effet , l'altération était
excessive, l'amaigrissement extrême , le plaisir
dans la boisson impossible à décrire , la quantité des urines plus considérable que celle de
la boisson ; le besoin de les rendre répété
jusqu'à vingt fois par jour : le pouls tendu ,
fréquent ; les traits de la figure tirés ; les
lèvres sèches et recouvertes souvent d'un épiderme détaché ; la faim excessive et presque
continuelle ; la peau était sèche, aride et toujours brûlante ; l'urine claire , aqueuse , peu
travaillée , sans odeur bien remarquable et
ressemblant à une solution de miel dans l'eau ;
la langue blanche et recouverte d'un enduit
très-épais de mucosités filantes ; les douleurs
de la migraine et de l'estomac avaient beaucoup perdu de leur intensité , depuis l'apparition de ces symptômes , et ne se faisaient plus
ressentir qu'à de longs intervalles. Tel était
l'état du malade lorsqu'il réclama mes soins.

Je ne me dissimulai pas la gravité des accidens qu'il éprouvait, et ceux bien plus grands encore dont il était menacé. Je témoignai le désir de m'adjoindre un collègue, et M. *Thomas* fut choisi.

Après avoir mûrement réfléchi sur toutes les circonstances qui viennent d'être exposées, nous considérâmes cette espèce de correspondance entre le développement des symptômes et la cessation, ou pour mieux dire, la diminution de la migraine et des douleurs stomacales. Nous crumes un instant, ou plutôt nous espérions que le déplacement de ce spasme sur les reins pouvait les avoir produits ou du moins en augmenter l'intensité, et dans cette vue, nous appliquâmes sur la région épigastrique un large sinapisme, et nous donnâmes intérieurement au malade une once de kinkina en poudre, à prendre dans la journée. Le succès parut justifier d'abord l'opinion que nous avions conçue; pendant cinq jours, le malade se trouva sensiblement mieux; le besoin d'uriner était moins fréquent; la quantité des urines moins considérable, et surtout les idées du malade singulièrement éclaircies. L'espoir de se delivrer bientôt d'une aussi incommode infirmité, vint seconder nos efforts, et le retour de la migraine parut au premier

moment rétablir l'équilibre. Mais bientôt ce
mieux éphémère s'évanouit ; les accidens reparurent avec toute leur force, et ne cédèrent
encore pour quelques jours , qu'à l'usage de
l'ipécacuanha répété à dose vomitive ; l'emploi des végétaux fut sévèrement interdit au
malade : la dose du pain fut même diminuée
de moitié : la limonade sulfurique , l'eau de
chaux , quelques ferrugineux et le lait d'ânesse,
étaient successivement administrés sans qu'on
parût en retirer de bons effets , et quoique
les alternatives de mieux et de mal se succé-
dassent rapidement , on s'apercevait que sans
faire des progrès bien sensibles , les symptômes devenaient cependant plus intenses. L'a-
maigrissement du malade, surtout , était bien
remarquable , et avait lieu d'étonner , vu la
grande quantité de matière nutritive qu'il prenait presque à chaque instant. Il semblait que
tout le chyle passât par les urines, comme on
voit quelquefois la diarrhée accompagner la
boulimie , et empêcher entièrement les effets
des fonctions assimilatrices. Ces moyens variés ainsi que dans le traitement des maladies
chroniques devinrent insuffisans ; nous eûmes
enfin recours aux frictions kinacées , aux préparations opiatiques , et à l'application d'un
large vésicatoire volant sur la région lombaire ,

dans la double intention de détruire le spasme
qui nous paraissait fixé sur les reins, car la
migraine ne se faisait plus ressentir, et d'augmenter l'action de ces organes qui laissaient
passer l'urine sans la travailler. Malgré l'amaigrissement du malade, dont les muscles presqu'entièrement privés du tissu cellulaire qui
les recouvre et les sépare en les unissant,
pouvaient à peine soutenir le plus léger exercice, l'ampoule fut cependant très-volumineuse,
et ses effets encore plus manifestes. Le besoin
d'uriner diminua des deux tiers, et se soutint
pendant trois jours au même degré; une moiteur naturelle humecta superficiellement la peau
qui jusqu'alors sèche et rugeuse, n'avait offert au toucher qu'une chaleur acre et brûlante;
le malade se sentait plus fort; mais encore
une fois, ce léger espoir s'évanouit, et comme
si la secousse imprimée se fût éteinte, la machine retomba, pour ainsi dire, écrasée sous le
poids de la maladie.

Trois mois s'étaient déjà écoulés dans ces
cruelles alternatives, lorsque nous nous adjoi-
gnîmes MM. *Dubor* et *Dubernard.* Le traitement que nous avions mis en usage fut entièrement approuvé; l'application d'un vésicatoire ainsi que celle des douches sulfureuses
reparut utile sur la région lombaire, et l'usage

intérieur du cuivre ammoniacal fut unanimé-
ment prescrit. Mais ces moyens, comme les
précédens, n'obtinrent qu'un succès passager :
les accidens prenaient au contraire une intensité plus grande, le malade éprouvait vers le
soir un rehaussement sensible que des sueurs
abondantes terminaient le matin, sans diminuer la quantité des urines : bientôt la fièvre
devint continue, l'agitation était extrême; la peau
encore plus aride, brûlante et desséchée; le
pouls plein, fort et tendu; la respiration grande
et forte; la langue rouge vers la pointe : ces
symptômes se compliquèrent alors d'une toux
sèche, convulsive, que les opiacés ne calmaient
qu'un instant, et dont chaque jour augmentait
encore l'intensité. En proie à tant de maux divers, le malade se consumait en quelque sorte,
lorsque nous opérâmes une révolution soudaine
dans sa manière de vivre. Au régime exclusivement animal, aux remèdes forts et violens,
dont il faisait depuis long-temps usage, nous
fîmes succéder tout à coup la diète entièrement,
végétale, les demi-bains, les boissons rafraî-
chissantes, et l'usage des fruits rouges que la
saison nous fournissait avec abondance. Ce
changement de régime produisit aussi un changement bien marqué dans son état. Le malade
reprit une nouvelle manière d'exister; la cha-

leur de la peau, la fièvre dévorante, les sueurs excessives, l'érétisme de toute la machine semblèrent céder à son influence : les urines ne dépassaient pas la quantité naturelle quoique la boisson fut très-copieuse, et quelques momens encore il crut avoir trouvé l'ancre du salut. Mais cette illusion ne tarda pas à se détruire ; quelques jours ramenèrent bientôt cet effrayant cortège de symptômes qu'une révolution si rapide n'avait qu'adoucis, et le jeune infortuné en proie de nouveau à la crainte et au désespoir, ne voyant dans tous les secours qu'on lui prodiguait que des moyens faibles et en quelque sorte passagers, se rendit enfin à nos instances et alla chercher aux eaux minérales de *Cauterets* l'espoir d'une guérison que nous avions essayé vainement de lui procurer.

Mais le séjour dans ce pays de montagnes, le froid plus intense qui s'y fait ressentir, les orages qui y troublent si fréquemment le repos de l'atmosphère, excitèrent bientôt une espèce de bouleversement dans tout le système nerveux. La fièvre, les sueurs, les urines diminuèrent de quantité ; mais la toux augmenta horriblement et ne permettait pas un moment de repos ; les crispations nerveuses plongeaient le malade dans un état si désespéré que les médecins jugèrent à propos de suspendre l'usage des bains et des boissons sulfureuses. Les pieds étaient déjà le siège d'une tuméfaction œdémateuse; les forces diminuaient chaque jour, et le malade n'eut que le temps de revenir dans sa patrie, où il mourut vingt-quatre heures après son arrivée, dans une agonie crnelle.

Autopsie cadavérique.

Le corps était d'une maigreur affreuse. La poitrine bien conformée, et percutée dans toute son étendue, rendait un son clair et distinct.

Les reins étaient un peu plus volumineux et plus gorgés de sang que dans l'état naturel, mais sans altération organique sensible. Lês deux uretères présentaient un renflement et une augmentation de calibre dans la portion de leur étendue qui croise les veines et les artères iliaques : la vessie n'était le siège d'aucune lésion; la rate, le foie, la vésicule du fiel, le pancréas, ainsi que les autres viscères abdominaux, étaient parfaitement sains.

Les poumons étaient larges et remplissaient toute l'étendue de la cavité thoracique. Celui du côté gauche offrait çà et là, dans son lobe postérieur, des tubercules dont quelques uns étaient déjà en suppuration. Celui du côté droit adhérait aux côtes sur le devant du thorax au moyen de la plèvre. Dans les trois quarts su-

périeurs de son volume, on avait de la peine
à reconnaître son tissu. Ce n'était plus qu'une
masse informe, remplie de pus jaunâtre et d'une
odeur fétide ; véritable poche que divisaient
encore quelques vaisseaux et quelques lames
celluleuses qui avaient échappé à la destruction. Le cœur flasque et peu coloré avait conservé son volume ordinaire.

Réflexions.

Si l'altération extrême , la sécheresse des
lèvres et de la langue , la faim excessive , la
peau aride et brûlante , l'amaigrissement sensible , la lassitude au moindre mouvement , le
besoin fréquent d'uriner, et la quantité des
urines bien plus considérable que dans l'état
naturel , se rencontrent quelquefois dans le
diabètes et la phtysie pulmonaire , et établissent une espèce de ressemblance entre ces deux
maladies, il est cependant bien difficile de les
confondre dans le cas dont je viens de parler
et d'y méconnaître l'existence d'un diabète véritable. La longueur de la maladie ; la violence
de ses symptômes, avant que le thorax donnât
aucun signe de lésion ; les alternatives fréquentes d'accroissement et de diminution, qu'ils ont
si souvent présentés , sous l'action des remèdes qui auraient dû toujours en augmenter

l'intensité, tout se réunit à fortifier le diagnostic que nous avions porté de la maladie et
si quelque chose doit nous étonner, c'est la
constance avec laquelle le malade en a supporté
pendant trois mois les progrès rapides , sans
songer même à en arrêter le cours. Il s'en faut,
bien cependant que la proportion des urines
fût aussi démesurée que celle· dont parlent
Dodoens, *Morgagny* et M. *Beaume*, et dont
plusieurs auteurs estimables ont nié même la
possibilité. Leur quantité dépassait néanmoins
celle de la boisson , et je suis loin, de penser
qu'un écoulement aussi immodéré des urines
doive toujours exister pour caractériser le diabète , car comme l'a dit *Hyppocrate* , un seul
signe ne suffit pas , *non ex uno signo , sed
ex concursu omnium.*

Mais si l'ensemble des accidens ne permettait aucun doute sur l'existence de cette maladie , nous n'avions pas la même certitude
relativement à son siège. Les praticiens qui
en ont traité sont peu d'accord à ce sujet.
Fondé seulement sur l'autopsie cadavérique,
leur opinion a dû nécessairement varier avec
les résultats que les dissections ont présen-
tées. Les uns ont trouvé le pancréas malade ;
d'autres le foie , et tandis que *Mead* rapporte
avoir toujours rencontré dans les recherches

cadavériques de ces individus ; une collection
stéatomateuse dans l'organe biliaire , *Home* et
Cullen déposent contre cette assertion et
l'ont constamment reconnu dans son état naturel. Au rapport de *Baillou* , les reins sont
quelquefois remplis de petits graviers ; enfin ,
tantôt ces organes étaient affectés d'une altération organique , et tantôt ils n'offraient aucune trace de lésion sensible de leur tissu ,
comme si cette maladie quelquefois idiopati-
que , était le plus souvent produite par l'altération d'un autre organe , et n'en était que le
symptôme , suivant l'opinion de *Rollo,* qui en
plaçait le siège dans l'estomac , dont les puissances digestives étaient morbifiquement chan-
gées. Dans le cas que je viens d'exposer , les
viscères abdominaux étaient sains, et le poumon lui seul offrait un dérangement bien marqué dans sa structure. C'est cette altération
pulmonaire qui m'a surtout frappé , ainsi que
les médecins qui ont assisté à l'ouverture du
cadavre. Les désordres étaient portés au point
qu'on ne pouvait plus reconnaître aucune trace
d'organisation dans le poumon droit, dont des
flots de pus remplissaient la substance ; et cependant, le malade n'avait jamais éprouvé la
plus petite douleur thoracique , et la poitrine
vaste et bien conformée ne pouvait pas nous

en faire soupçonner l'existence. Pendant les cinq premiers mois de la maladie, la toux ne se fit jamais entendre, et les excès que faisait le malade antérieurement ne la provoquèrent jamais. Ce n'est que deux mois avant sa mort, et lorsque nous avions déjà perdu tout espoir de guérison, qu'elle sembla fixer notre attention, car alors les accidens du diabète s'étant un peu calmés, la toux devint si forte, si pénible et si continue, que considérée d'abord comme purement secondaire et provenant de l'épuisement général, elle tourmentait plus le malade que la maladie principale, et le privait entièrement du sommeil, surtout quand il se couchait du côté droit. Cependant sa résistance opiniâtre, son intensité toujours croissante, et surtout l'état de fièvre hectique où le malade était depuis long-temps plongé, nous alarmait chaque jour, et tout en soupçonnant une affection de poitrine, nous étions loin cependant de croire à des désordres aussi étendus. Jamais, en effet, les crachats n'avaient été de mauvaise nature ; et ce qui semblait conspirer encore contre nous, c'est que la toux était très-sèche, et seulement accompagnée par intervalles d'une expectoration muqueuse. N'est-ce pas à ce défaut d'évacuation, à ce séjour de la matière purulente, et à cette absorption

qui en est la suite inévitable ; que l'on peut
rapporter la marche rapide des accidens , et
surtout cet état brûlant qui consumait le malade en dévorant sa substance , et qui nous
fit subitement changer de mode de traitement?
Le poumon devenait alors un foyer d'infection
où mille bouches absorbantes puisaient la matière délétère, qui chariée dans l'économie animale , sans avoir une issue facile , minait ses
fondemens et détruisait ses ressorts.

Mais ici se présente une question extrêmement importante et dont la solution ne me paraît pas bien facile. La phtysie pulmonaire
était-elle ancienne , ou bien ne doit-on en
rapporter l'origine qu'à la manifestation de la
toux ? Si l'on a égard à l'étendue de l'altération que nous avons observée, à la désorganisation presque générale du poumon droit
et à l'énorme quantité de pus qui y était contenue , on penchera sans doute pour la première proposition : Mais , d'un autre côté, ne
sait-on pas qu'il y a souvent des phtysies pul-
monaires qu'on peut appeler essentiellement
aiguës , et qui dans l'espace de quelques jours,
font des progrès vraiment extraordinaires ?
Conçoit-on , d'ailleurs , que des poumons puis-
sent rester long-temps et si généralement dé-
sorganisés , sans que la maladie donne des si-

gnes de sa présence par quelques phénomènes
extérieurs ? Le propre d'un esprit sage , c'est
de ne pas se prononcer dans le doute , *in dubio
abstineas.*

Il est aisé sans doute de reconnaître le diabète aux signes nombreux qui en dénotent
l'existence, et que les auteurs ont assez généralement bien indiqués. Leurs descriptions offrent assez de conformité et de ressemblance
pour en fixer le diagnostic d'une manière pré-
cise , et les principales différences qu'on peut
apercevoir dans les tableaux qu'ils en ont tra-
cés, consistent toujours dans le siège qu'ils lui
ont assigné. Mais quélle variété dans la méthode curative ! Quelle versatilité de sentimens
sur les indications qu'il faut remplir ! Quelle
série nombreuse de remèdes souvent opposés,
qu'on a tour à tour conseillés pour y parvenir,
et en même temps quelle différence dans les
résultats ! Sur vingt exemples de cette maladie, que *Cullen* a vus lui-même, sur une foule
d'autres dont il a eu connaissance , il affirme
n'avoir jamais obtenu de guérison radicale. Cependant , comment révoquer en doute les assertions de *Schmid*, de *Willis*, de *Van-Swie-
ten*, de *Harris*, de *Rollo* , de *Cléghorn* , de
M. *Pinel* , etc. , qui citent dans leurs écrits,
des exemples de guérison bien constatée. Dans

cette diversité de résultats , un esprit juste
n'a-t-il pas le droit de s'étonner qu'entre les
mains d'un des premiers médecins de l'Ecosse,
les moyens variés qu'il a successivement mis
en usage aient été suivis d'aussi peu de succès ? Il n'est presque aucun de ces moyens
que nous n'ayons également employés pendant
le cours de cette maladie cruelle : peut-être
même si nous avions pu soupçonner l'altération pulmonaire , aurions-nous moins insisté
sur le régime fortement analeptique ; et si
dans les deux derniers mois qui ont précédé sa
terminaison funeste , nous avons observé une
diminution remarquable dans la quantité des
urines ; si le diabète a paru céder enfin au
point que la sécrétion des reins , ou pour
mieux dire la filtration des urines , était reve-
nue à son état naturel , c'est moins sans doute
à l'action d'une médecine si long-temps impuissante qu'il faut l'attribuer , qu'à l'affection
pulmonaire qui eut en quelque sorte le dessus ,
et prit alors un caractère plus évident. Il y
eut , si je puis le dire , déplacement dans les
mouvemens désordonnés que la nature avait
établis. Tous ses efforts semblèrent se concentrer sur les poumons , et abandonner alors les
reins qui peut-être aussi n'étaient que sympa-
tiquement affectés. Ne sait-on pas que la nature

s'occupe rarement à la fois de deux grandes fonctions , et *Hyppocrate*, son véritable interprète, n'a-t-il pas tracé dans ses écrits cet aphorisme dont chaque jour démontre la vérité , et qui peut , jusqu'à un certain point , recevoir ici son application : *Duobus doloribus simul obortis*, *non in eodem loco*, *vehementior obscurat alterum.*

F I N.

TABLE DES MATIÈRES.

FIN DE LA TABLE.

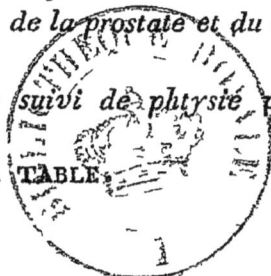